思春期外来
面接のすすめかた

岡山大学医学部精神科
大西　勝
太田　順一郎　編著

第1章「最近の思春期事例の特徴や事例への取り組み方の留意点」
第2章「親と本人がそろって来院したときの治療関係の作りかた」
第3章「本人の問題をめぐって家族が対立するときの面接の進めかた」
第4章「本人のニーズがはっきりしないときのニーズの発掘法」
　　　Coffee Break「先輩からの助言のもらいかた」
第5章「学校との連携をとるときに知っておくとよい学校のルール」
第6章「身体愁訴を手がかりとした治療戦略の見取り図」
第7章「家族との協力関係の築きかた」

株式会社　新興医学出版社

編　著

大西　勝・太田順一郎

執筆者（執筆順）

塚本千秋（岡山大学教育学部）──────── 第1章
岡部伸幸（岡山大学医学部精神科）────── 第2章
大西　勝（岡山大学医学部精神科）────── 第3章
塚本千秋（岡山大学教育学部）──────── 第4章
星合雅彦（岡山大学医学部精神科）───── Coffee Break
森本　篤（岡山県立倉敷青陵高等学校・教諭）── 第5章
清水幸登（しみず心療内科クリニック）──── 第6章
太田順一郎（岡山大学医学部精神科）───── 第7章

まえがき

　本書は、岡山大学附属病院精神神経科で思春期外来を担当してきたメンバーとその仲間たちが、思春期事例における治療面接、相談面接のすすめかたのコツを書いたものです。読者としては精神科医、臨床心理士、カウンセラー、そして教育相談や教育臨床に関心のある教員の方々を対象にしています。

　若い臨床家の皆さんは、おそらく知識としてはすでに多くのことを学んで知っていることと思います。しかし、いざ面接を始めるとなると、「どんなふうに尋ねればいいのだろう？　何を話せばいいのだろう？」と悩んでしまったり、面接を続けるうちに「どうしたらいいだろう？」と困ってしまうことがあるのではないでしょうか？　そのように悩んだり困ってしまったときに、「そういえば、この状況はあの本のあの章に書かれていた面接場面に似ているな」と皆さんの頭に思い起こされ、援助のアイデアが広がることを本書のねらいにしています。

　このような目的で構成されていますので、本書は、例えば「疾患ごとの解説」とか「面接全般の解説」などといったような網羅的な内容ではありません。実際の臨床現場で問題になりやすいテーマにしぼって解説をしています。そして、面接場面がイメージできるように、できるだけ具体的な事例を取り上げています。

　では、各章の内容について簡単に紹介します。全体として基本的なことから専門的な内容へとなだらかにつながるように工夫はしていますが、各章にはそれほど強い関連性はありませんから、どの章から読んでいただいてもよいでしょう。

　第1章では、今日注目されることの多い注意欠陥/多動性障害や高機能広汎性発達障害の理解を通じて、最近の思春期事例の特徴や事例への取り組み方の留意点を解説しました。第2章から第4章までは実際の面接でしばしばみられる問題となる状況を取り上げています。第2章では「親と本人がそろって来院したときの治療関係の作りかた」、第3章では「本人の問題をめぐって家族が対立するときの面接の進めかた」、第4章では「本人のニーズが

はっきりしないときのニーズの発掘法」をテーマにしています。第5章では、私たちの仲間である現場の学校の先生に「学校との連携をとるときに知っておくとよい学校のルール」について解説してもらいました。第6章では思春期事例によくみられる身体愁訴を手がかりに、治療戦略をどのように立てるか、その見取り図を詳細に解説し、第7章ではかなり困難な症例の長期にわたる家族との面接を例示して、家族との協力関係の築きかたをエッセイ風にまとめました。また、間章のCoffee Breakでは、「先輩からの助言のもらいかた」にふれています。なお、本書の著者たちの臨床のバックボーンとしては、行動療法、家族療法、精神分析療法、支持的精神療法など様々ですが、初学者の方にも理解しやすいように、専門用語はなるべく使わないようにしています（ただし第6章は除く）。

　本書を手にとられた皆さんは、おそらく様々な理由から思春期臨床にたずさわっていることと思います。すでに自らの専門とされている方、少しずつ興味を持ち始めている方、好むと好まざるとに関わらず職場環境から関わらざるをえない方など様々でしょう。本書がこれら全ての方々の援助の一助になればと、そして、問題や病気を抱えた思春期の方とご家族の方々の生活の質の向上につながればと、著者一同、願っております。

　なお、症例は、プライバシー保護のため、その主旨を歪めない程度に修正してあります。

2004年　初春

　　　　　　　　　　　　　　　　　　　著者を代表して　　大西　勝

目　　次

まえがき

第1章　今日の思春期事例へのアプローチ　―その概観― ……………1

第2章　思春期患者との出会い、関係作り ……………………………17

第3章　面接の進めかたの指標
　　　　―問題をめぐって家族の意見が対立する場合― ………………33

第4章　ウザイを越えて ………………………………………………55

Coffee Break
　　　教わるって難しい！？　―立場がないなら立ち話でのりきろう― ……67

第5章　学校との連携　―学校を上手に利用するには― ………………73

第6章　治療戦略の立て方　―身体愁訴の分析から― …………………87

第7章　Working with Families ……………………………………109

あとがき　145

第 1 章

今日の思春期事例へのアプローチ
―その概観―

　思春期・青年期の精神科臨床は楽しく、やりがいのある仕事である。たしかに子どもたちや青年は、わがままを言ったり、思いがけない行動に出たりするから、腹も立つし、冷や冷やもする。だが、そうした苦労を吹き飛ばしてくれる表情やしぐさにも出会う。そしていつしか、かわいい弟分・妹分を見守っているような気持ちにさせてくれる。

　本章では、次章以降の具体的なやりとりを学ぶ前提として、あなたの前にやってくる子どもたちや青年に「どのような人が多いか」、そして彼らが「どのような経路でやってくるのか」を述べる。つまり最近の思春期事例の傾向と、受診行動の特徴である。そしてそれらをふまえて、思春期臨床に携わっていくあなたとそのグループに必要な準備について述べることにしよう。

1．今日の思春期臨床患者の傾向

　臨床に携わって日の浅いあなたにはピンと来ないかもしれないが、思春期事例の傾向は時代を追って変化し続けている。例えば、私たちが若い頃、摂食障害は稀な病態で、「山の手のお嬢様の病」とすら言われていた。それが今日、とてもポピュラーな病態となっているのは知っての通りだ。ここには現代社会の変化の速さと、そうした変化に最も敏感に反応し、他人の行動をすばやく取り入れる若者の行動の特性が現れている。

　だが、それだけではない。実は私たちの側、つまり専門家の関心が、そのときの一般の関心（事件や現象についての報道の影響が大きい）に引っぱられて動いているのだ。つまり特別な病気が急に出現してきたのではなく、そ

れまで隠されていたり、注目されていなかったことに、急にスポットが当たることがある。紙幅の関係でふれることができないが、思春期臨床のこうした歴史的な変遷を、一度は先輩から聴いておくとよいだろう。

ここでは最近最も注目を集めているAD/HDとHPDDについて語ることにしよう。

(1) AD/HDとHPDDのこと

ここ10年、各地の精神科医は、AD/HD（注意欠陥/多動性障害）とHPDD（高機能広汎性発達障害）について氾濫する情報と、それに伴って急増した学校や保護者からのSOSによって右往左往していた。あなたの横で「AD/HDは…」と解説する先輩だって、理解したのはそれほど昔の話じゃないし、経験が豊かなわけではないのだ。正直に告白すれば、私もまだこの2つの病名と現場からの支援ニーズに圧倒されている。

その第一の理由は、お粗末な話だが、この領域についての知識が不足していたことがあげられる。もともと発達障害児への支援経験を持っていた精神科医はともかく、成人から思春期へと対象を広げてきた精神科医にとって、こうした子どもたちをどのように理解し、支援すればよいか分からなかったのだ。いまでこそ、その子どもの乳幼児期はどうであったのか、発達上の特徴を保護者がどう理解していたのか、養育の過程で虐待やそれに類する出来事があったのか、社会性の発達やこだわり行動がどうであったのか、などという問いが浮かんでくるようにはなったが、それまではそのような理解の仕方が乏しかった。

第二の理由は、AD/HDにせよHPDDにせよ、問題が私たちのところに持ち込まれてくるときには、すでに学校や地域社会を巻き込んだ「混乱」や「騒動」が生じて事態が複雑化していて、何がもとの問題で何が派生した現象であるのかなど、出来事の全体像がとても見えにくくなっていることがあげられる。そしてその混乱を収拾する責任者が誰なのかが、あいまいになりやすいという事情もある。例えばそれが統合失調症であれば、その善悪はともかく、医療が最終的な責任を引き受けるという社会的なコンセンサスが成立していて、私たちにもその覚悟ができている。その一方、AD/HDやHPDDにまつわる現象については、家庭、学校、心理職、医療職、さらには

地域社会が、関係者としてそれぞれの言い分を持っている。この章の最後に述べるように、私たちは他の職種の人たちと連携をしはじめて日が浅いから、下手をすると責任の押し付け合いになってしまう危険があるのだ。

(2) AD/HD化とHPDD化

だが、こうしてこの病名が流通し、各学級に1人ないしそれ以上の子どもたち（もっと多いという報告もある）にこの診断名がつけられていく現状に、私はまた疑問を感じるようになってきた。

あなたも習ったように、今日、AD/HDやHPDDは先天的な脳の発達の障害、すなわち疾病とみなされている。しかし、それにしては数が多すぎる。「疾病レベル」の障害を抱えている子どもも確かにいるだろうし、そのように診断されることで本人や家族が救われることもあるだろうが、はたしてそういう理解だけでよいのだろうか。

その一方、「AD/HDは集団の均一性を強要する旧態然とした学校文化の落とし子」とか、「HPDDは他者へのサービス能力を評価基準として偏重する商業主義と情報文化社会の産物」と言う人もいる。つまり、「社会・文化的な防衛としてそういうラベルが作られた」とか「社会システムの急激な変化が新たな弱者を作ってしまった」という指摘だ。こちらはこちらで極端すぎるし、そのような部分があるにしても、現場でそのようなことを言っても役に立たないのではないかとも思う。

私は、AD/HDやHPDDと呼ばれるような現象が子どもに生じやすい社会環境や生活環境が、少しずつ作られてきているのではないか、と考える。極端に言えば、現代の子どもたちは、いつのまにかAD/HDやHPDDに向けて傾斜したすべり台に乗せられてしまっている、とたとえてもよいかもしれない（図1）。

すなわち、そのような状況に陥っている子どもたちを、疾病として医療の対象とするだけではなく、「AD/HD化」や「HPDD化」という視点で、彼らの生活史や生活環境を考えていく営みも必要だと思うのである。

(3) AD/HD化・HPDD化とは何だろう

AD/HDやHPDDそのものの診断と援助の具体的な手段については、多く

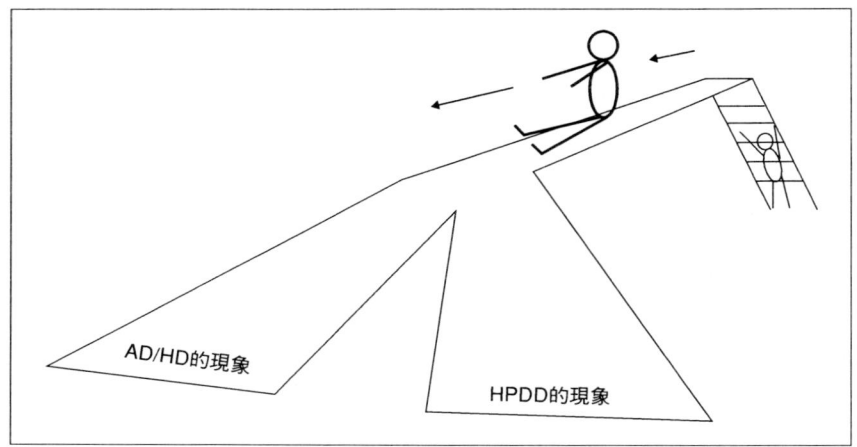

図1　現代の子どもたちのすべり台

の専門書が刊行されているのでそれに譲り、ここでは「子どもという個体と環境との相互作用」を理解する一つの素材として、AD/HD化とHPDD化を考えてみることにする。ここからの数項は、科学的に立証されていることではないので、そのあたりを割り引きながら、読みすすめてほしい。

　まずそれらの現象が生じてくる年齢に注目しておこう。もちろん両方とも、熟練した専門家が診断すれば、かなり早期に判別がつくが、それが問題行動として明らかになってくるのはAD/HDでは小学校低学年、HPDDでは小学校高学年から中学校にかけてである。

　かつて主流であった精神医学の発達論では、小学校低学年は潜伏期と呼ばれ、ほとんど問題が生じない時期と理解されていた。この時期には、両親、特に母親との強い結びつき（愛着関係）によって精神世界は安定していて、大人の作った堅い行動規範に守られ、自由に伸びやかに過ごす時期と考えられていたわけだ。

　そして小学校中盤以降は、集団、つまり群れの形成に伴って、子どもは二者関係から三者関係のダイナミズムにさらされる。この時期には、自己表現と自己抑制のバランスが課題となり、それがうまく達成できないと、後年、神経症などの発症につながってしまう。古典的な表現を使えば、エディプス葛藤を心内に抱える時期ということになる。

もちろん、今日でもほとんどの子どもがこうした発達をたどるのだが、小学校低学年から問題が生じたり（AD/HD）、高学年になっても群れに属せない（HPDD）子どもが目立つようになっているのだ。つまり以下のような仮説が導かれることになる。
・小学校入学前までに築かれているはずの母親との愛着関係が、成立しにくくなっているのではないか。
・子どもの自由な行動を保証する大人の行動規範が破れているのではないか。
・群れに属して三者関係の葛藤を心中にかかえるのではなく、三者関係そのものを経験できないでいる子どもたちが増えているのではないか。
　乱暴に言えば、前の2つは「二者関係の護り」の不全、最後のものは「三者関係の未体験ないし不全」ということになるだろう。

(4) AD/HD 化

　次に、これらの現象にもう少し近づいて、起きていることを考えてみよう。少し哲学じみた話になってしまうが、個体と環境の関係という大事な話だから、イメージだけでもつかんでおいてほしい。
　まずAD/HD化である。大ざっぱに言えば、これは外部刺激に対する個体の反応性の問題である。AD（注意欠陥）は反応の減少ないしは逸れ、HD（多動性・衝動性）は反応の過剰ととらえられるだろう。
　人は外から来た刺激を受けとり、それを身体的感覚の集合体、すなわち歴史的な身体に統合してゆく。逆に言えば、歴史的な身体は、外部刺激によって日々更新され、環境との統合が図られているわけだ。もちろんこの統合には物理化学的統合・認知的統合・感情を含んだ心理的統合などといった種々のレベルの統合がすべて関与している（注1）。
　この統合がなされる接点では、外界と内界の境界は不鮮明となり、身体が外部化したり、外部環境が身体と化するような絡み合いが生じている。分かりやすいように長時間続く例をあげれば、前者は「しびれた足」とか「気持ちの悪いものを触った手のひら」、後者は「ピアニストにとっての鍵盤」などである。フランスの哲学者メルロ＝ポンティーは「含みあう」関係と表現した（図2）。

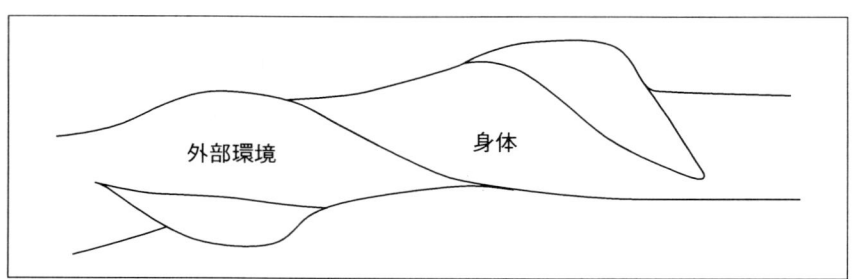

図2 身体と環境の「含みあい」

　この身体と外界の「含みあい」こそ、さまざまな領域における変化、すなわち発達の前提であり、それが生じて身体が更新されていく経験こそが、厳密な意味での「経験」と言える。
　「含みあい」がなされなくなると、外部からの刺激は、身体への統合プロセスから離反し、より局地化した反応系を作るだろう。その結果、刺激に対して刹那的な反応が起きることになるだろう。一方、新たな感覚が入ってこなくなった身体は更新されなくなり、やがては変容性そのものまで喪失し、豊かな情緒などといった分化した感情や、微妙な運動の調節機能などを育むことができなくなってしまうだろう。
　すなわちAD/HD化とは、身体と外部環境との交流が閉ざされ、その間の統合がさまざまなレベルでうまくいかなくなって生じた病態と考えられるのである。この現象は、AD/HDだけにとどまらず、摂食障害（これも「食欲」と「摂食行動」にまつわる反応系の問題と見ることができよう）の発症などにも関係しているように思われる。
（注1：刺激に対する個体の反応についての全体像と、その行動科学的な分析は、第6章を参照してほしい。）

(5) HPDD化

　ではHPDD化はどうだろうか。HPDDの子どもにおいて最も問題になるのは、他者の意図や場の雰囲気をうまく読みとれないために、ふさわしい行動がとれないことである。この障害を説明するのに、「こころの理論」という概念モデルが導入され、理解が進んだことはよく知られている（注2）。で

は他者の意図を読みとることを可能にする条件は何だろう（注3）。

　多くの推論が可能だが、やはりその大前提として、安定した自己の存在があげられるのではなかろうか。適切な保護環境によって自己が安定していれば、他者への好奇心や愛情（エロス的衝動）が自然に芽生え、相手の心の中に触手を伸ばし、初めて人は自分とは別の主体、すなわち他者の思惑を知る。

　もし、自己が安定するより前に、強すぎる刺激や有害な刺激にさらされ続ければ、他者への好奇心はおろか、自分を守ることで精一杯の、自閉的な自己が生まれてしまうだろう。そしてそれまでに受けた心的な外傷を、破滅的な記憶として保ち続けてしまうだろう（図3）。

　つまりHPDD化とは、自己が安定しないうちに有害な刺激が流入し、それを防衛するために他者との間に壁を築いてしまった姿と言ってもよいであろう。こうした不安定な状態で、最も頼りになるのは変化しないものである。彼らが強迫的にものを収集したり、私たちが「建前」と呼ぶものや教条的な価値観にしがみつくのは多分そのためだ。刻々と変化する他者の「本音」は不気味なものとなり、それを取り入れるどころか触手を引っ込めてしまいがちになるだろう。

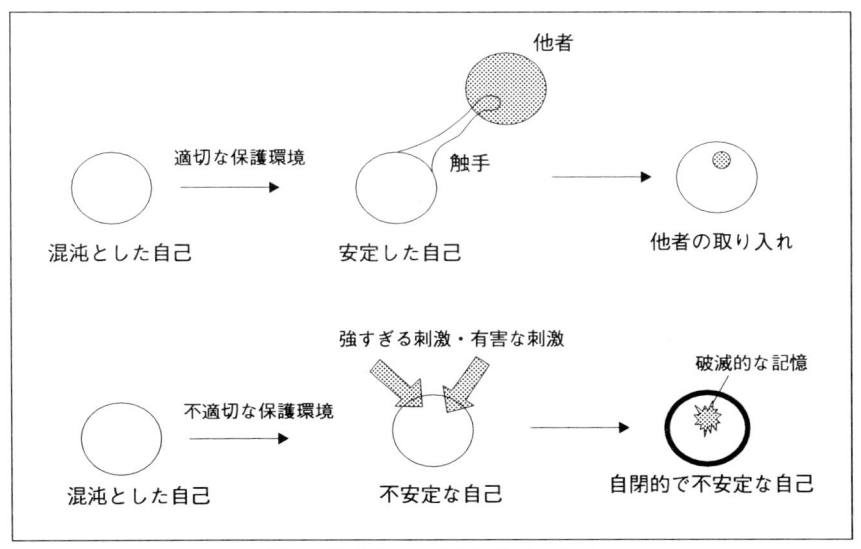

図3　他者のこころを知るプロセス

（注2：広汎性発達障害に特有の対人関係の質的障害について、ウタ・フリス（1989）は、「こころの理論」の獲得——つまり他者には自分とは独立した「こころ」（信念、考えや感情）があるということについての理解——が難しいためだと主張している。健常児の場合、その理解は4、5歳前後で獲得されるのに対し、広汎性発達障害児では10歳（精神年齢）前後になることが種々の実験課題から実証的に明らかになっており、彼らの社会性やコミュニケーションの障害を説明する現在最も有力な心理学理論とされている。しかし、同じく実証的な立場からの批判もある。）

（注3：先に断ったように、ここで述べていることはAD/HDやHPDDそのものについての説明ではないことに留意してほしい。）

（6）AD/HD化とHPDD化の背景を考えておこう

もう一度、まとめてみよう。現代の子どもたちがAD/HD化しているとすれば、それは外部刺激を身体に統合するための「経験」が成立しにくくなっているためではないか。HPDD化しているとすれば、安定した自己が創出・機能しにくくなっているためではないか。そしてそのどちらにも、（その個人、ないしは母子への）護りの不全が関係しているのではないか、ということである。

このように考えると、問題とされる子どもにかかわっていく際、その個人の病理に手を出すより先に、検討すべきことが明らかになってくる。すなわち、その子ども、あるいは母子は護られてきたのか。その子どもには外部刺激が身体に統合されるような経験をする場があるのか。さらに他者に好奇心が向くような安定した自己が保証された環境が準備されているのか、などである。

（7）AD/HD化HPDD化した子どもたちへの援助手順

もちろん、これだけですむ話ではない。AD/HD化もHPDD化も、どちらもはっきりそうなってしまうと、周囲から「落ち着きのない悪い子」「人の気持ちが分からない子」などと見なされてしまう。その結果、過剰な叱責や罰、いじめなどを受ける確率が跳ね上がり、ますます自己の安定性が損なわれ、身体感覚を統合する経験がしにくくなるという悪循環が生じる。それに加え、その子どもやその子がいる家庭は、学校や地域社会でいっそうの孤立

を強いられ、自己の効力感が低下し、社会性の発達に必要な他者との交流体験がますます難しくなってしまう。

　私たちが出会うのは、この悪循環が生じたあと、すなわち心の傷を負い、自己評価を下げ、地域や学校で孤立してしまった子どもたちなのだ。このように考えると、私たちがまず手をつけないといけないのは、外側、つまりその子どもや家庭がおかれた環境であるということが、分かってもらえると思う。具体的には、さらなる外傷が生じないように気を配ること、本人や家族の孤立を（自助グループや地域資源の利用などにより）緩和することである。それが達成された上で、身体感覚の統合や自己の安定性を図る援助を組み立てていくという手順になる。

2．思春期事例の受診・相談行動

　次に、子どもたちに生じる個々の現象を離れ、現代の思春期事例や親たちの特徴を、相談行動という側面から述べておこう。ただし、私がこれまでに経験した臨床現場で観察しえた特徴だから、あなたが勤務している機関にそのまま当てはまるわけではない。

(1) 相談に来る人、来ない人

　ここ10年、カウンセリングや心理療法という用語はポピュラーなものになった。社会的な要請に後押しされ、各機関が力を入れた結果、電話やメール対応を含め、相談窓口は非常に多くなっている。

　こうしてアクセスは容易になったが、それでは相談が必要な人が来談しているかというと、そうとは限らない。例えば相談者の性差の問題がある。私はかつて大学で学生相談を行っていたが、男子の方が在籍者が多いのに、新規の来談者も、来談継続者も女子に多かった。つまり、女子の方が相談・受診行動をとりやすいのだ。

　ここには、男子に比して女子は「人に相談する」ことに抵抗感が少ないこと、女子の不調が、抑うつや解離、自傷、摂食障害などという、援助を求めやすい問題に収斂しがちであることが関係している。対照的に、男子の不調はひきこもりや攻撃的行動などといった、一見心理的、医療的問題に見えに

くいものが多い。本人は人に相談したところで叱責されるだけだと思っているだろうし、親も精神科医や心理士に相談して意味があるとはなかなか思えない。また男子には、「人に相談するのはかっこわるい」というステレオタイプが生き延びているようでもある。

　また逆に、自宅に閉居している男子が、毎日のように相談機関に電話をかけて、電話中毒のようになってしまうケースもある。こうした頻回の通話者が、相談用の電話を独占してしまって、本当に緊急の援助が必要な電話がつながらないという現象も起きている。

　いずれにせよ、相談室や専門機関が繁盛しているからといって、本当に援助の必要な若者をキャッチアップできているとは限らない、ということに注意しておく必要があるだろう。

(2) 親の相談行動

　このことは親についても当てはまる。すなわち、子どもの問題について多すぎる情報に翻弄され、カウンセリングや治療に万能的な力を期待して、あちこちにアクセスして落ち着かない親がいる一方で、少し相談すれば事態の改善が期待できるのに、全く相談行動をとろうとしない親がいるということである。

　前者については、専門家にもその責任があると私は思う。今日、専門家による講演会などのイベントが頻繁に開催されている。理解者を広げ、身近な援助者を増やしていく意義深い活動ではあるが、そこでの話が「専門家にかかれば問題はきれいに解決する」と受けとられてしまうことがあるのだ。その結果、該当する子どもの親が幻想的な期待を抱いてしまったり、地道な支援を続けている一般の教職員たちを「素人呼ばわり」してしまうことすら起きている。

　あらためて言うまでもないことだが、不登校であれ、破壊的な行動であれ、そこに至るには長い歴史があり、そのような一見不適切な行動にも意味がある。だから、そうした行動が必要でなくなり消えていくのにも時間がかかるのが当たり前である。例外もあるが、結局のところ、特別な技術は持ちあわせていないけれど、子どもや親の伴走者となって話を丁寧に聞き、見捨てないで援助を続けてくれる人間が、最も貴重な人材なのだ。どうも思春期臨床

では、専門的な知識ばかり求められているが、このことをもう少し大きな声で言った方がよいのではないかと思う。

後者の「相談行動をとろうとしない親」については、当たり前のことだが「相談行動をとらない」ことを問題視している関係者（ないしは当事者）が存在するはずである。その親が相談行動をとらない背景にどのような事情があるのか——例えば「罪悪感（かつて相談したら叱られた）」「ゆとりのなさ（自分のことだけで手一杯）」「情報の不足（どこに行っていいのかわからない）」「事態の軽視（たいした問題じゃない）」「別の援助者の存在（信仰が救ってくれる）」など——を、関係者とともに丁寧に検討していく必要がある。

(3) 幻想的なカウンセリングと実態との落差

最後に、もう少し年長の思春期事例が幻想しがちなカウンセリングのイメージについて注意を促して、この項をしめくくろう。

若者たちの「優しさ」志向、傷つきに対する敏感さが盛んに論じられているが、その結果、若者同士の人間関係は、かなり希薄なものとなっている。そのため潜在的に彼らには、何をやっても許されるような濃厚な人間関係へのあこがれがあり、それをカウンセリングに期待する場合がある（意地悪な言い方だが、あなたにもそういう期待があるのではないか）。ことに、ひたすら関係の調整に徹してきた良い子にとって、カウンセリングこそありのままの自分が天真爛漫にふるまうことができる場だと錯覚されてしまいやすい。

実際にはそのような場は作れないから、この幻想は失望に終わるのだが、上手に失望させることも、私たちの大事な仕事のひとつと考えておこう。特に若い治療者は、技術的に自信がないことも手伝って、「友達」「話し相手」のようなスタンスで関係を構築しがちである。それはそれで良いと思うし、その経験は肥やしになるから是非しておいていただきたいが、少なくとも「友達と治療者は違うし、友達は治療とはかかわりのない場所で見つける方がずっと良い」という意識は持っていた方がよいだろう。幻想がふくらんでしまう前に、「治療関係で扱うこと」「治療関係では扱わないこと」をはっきりと示す方が、ずっと親切な態度である。

ここで述べたようなカウンセリング幻想とでもいうべき心性と、一見現実

的な虚無感（例えば「がんばっても所詮たいしたことはできない」など）を両方抱えて、しかも表面的には平然としているのが、現代の青年の典型的な姿と言えるだろう。

3. どのような準備が必要か

　学校や家庭で観察される青年たちの姿はますます多様化し、それに従って現場からのニーズも多様化している。そのため、今日の思春期臨床の対象は実に広い。そしてそれぞれに対するアプローチの方法、技法も多彩を極めている。
　本書で扱っている対象やアプローチ方法・技法も、全体のごく一部である。ここでは、思春期臨床に必要な準備の中から、特に組織として必要な準備についてふれることにする。

(1) 他領域との連携の必要性
　法律の制定に伴い、児童虐待の通報件数は増加の一途をたどっている。福祉施設に措置される子どもの数もとても多い。また少年院や少年鑑別所などの司法矯正機関には、軽度の発達障害を有する少年や、虐待の既往がある少年が多く入所している。
　これだけをとってみても、子どもたちを取り巻く環境が、私たちが考えていたよりもずっと安全でなかったことがわかるだろう。今日の思春期臨床は、住居や食べものに困らない、安全な環境に育った子どもたちを対象にする営みではなくなっている、と考えておいた方がよい。
　こうした前提で考えると、教育や福祉・司法との連携は、特殊な事例だけに必要なものとは言えない。かなり多くの事例において、司法はともかく、教育や福祉との連携を考慮すべきであり、その必要が全くない事例の方が特殊なのだ。
　今のところ、私も含め多くの精神科医は、児童福祉や矯正にかかわる施設の現状を十分には知らない。そこで役に立つ関与方法を見いだすことが、これからの思春期臨床の大きな課題と言える。そのためにも、施設の職員と事例について検討する場を設けて、それを大事に育ててほしい。

もちろん学校の教育相談を担当する教員や、スクールカウンセラー、養護教諭との連携は、その大前提である。特に今日、現場で需要が高い、軽症の発達障害や、摂食障害など行動の問題を呈する児童への支援に力を入れる必要がある。こうして自分たちの治療経験を深め知識を共有しながら、やがては「普通の教師」や「普通の学校」がこうした子どもたちを支援していけるよう、連携を図っていかなければならない。

(2) 同じ領域内での連携の必要性

　専門医の必要性が叫ばれだして久しいが、私は、乳幼児期はともかく、小学校に入る年齢になれば、一般の精神科医や小児科医がかなりの援助ができるし、そうあるべきだと考えている。必要なのは「現在このように治療しているが、これでいいか」と確かめる相手、コンサルタント役であろう。
　医師には独特の強迫観念があり、常に最善の対処ができているかどうかが不安で、専門医に紹介してしまいがちだ。ひょっとするとあなたの上司や同僚も、「思春期事例は専門家に回した方がいい」と言うかもしれない。だが、摂食障害にせよ、発達障害にせよ、基本的に患者や家族の信頼を得ながら地道に援助するしかないという点では、成人の事例とさほど違わない。せっかくあなたのところに来た事例なのだから、できるところまで食らいつき、困ったときには、信頼できる先輩に助言してもらうようにしよう。
　ことに多動や摂食障害の患者は非常に数が多いので、すべてを児童精神科医が扱うことは不可能な状況にある。初診時のアセスメントや見立ては専門家にお願いするとしても、その後のフォローは一般の精神科医が行い、必要に応じて専門家に助言を受けるという風土を作っていきたい。

(3) 小学生年代の児童の治療・支援機関の確保

　不登校や問題行動を呈する中学生は、なかなか相談機関に出向いてこないが、保護者面接だけでも、それなりの目鼻はついてくるものである。実際、小学校では登校していて、中学から不登校になった子どもの多くは、既存のフリースペースを利用したり、通信制や定時制の高校に入ることによって、次第に対人関係を復活させていく。
　一方、小学生ことに低学年からの不登校については、誰かが母子の居場所

を確保しておかないと、長期的なひきこもりにつながる可能性がある。こうした児童には軽症の発達障害を認めることが多く、様子を見ているだけでは、偏りが固定化され、集団への参加がますます難しくなってしまう。

ところが診察や相談に加えて「遊べる場所」を持つ機関は限られている。適応指導教室や小学校の特別なクラスになじめる場合はよいが、それがうまくいかないと途端に資源が尽きてしまう。母子クラブなど地域の交流の場は元気のある子どもたちに占有されがちで、児童相談所は虐待事例に手を取られて、十分な支援ができないことが多い。

地域差はかなりあるが、現在のところ、地域援助を行っている大学の相談室の一部と、開業医・心理クリニックの一部が、遊戯療法室を使った援助や母子の交流の場を設けているようである。教師や保健師とともに、このような場所を探し、必要なら行政機関に働きかけていかねばならない。

また、こうした子どもたちへの教育の保証も忘れてはならないことである。部分的な（物理的にも時間的にも）登校が可能な場合や地域の病院の院内学級が利用できる場合はよいが、そうでない場合には、保護者との間で教育資源についてよく話し合わなければならない。大学生のボランティア集団などとの連携も必要だろう。

本章のまとめ

今日話題になることが多いAD/HD、HPDDと、思春期事例の受診行動を中心に概説し、これからの課題について述べた。問題の多くは、環境や社会の変化に伴って生じており、しかも他職種の領域にまたがって現れている。医師が病院に閉じこもっていては、取り組めないことがお分かりいただけたと思う。

読者のあなたは、きっと思春期精神科臨床のグループに参加しはじめたばかりであろう。ぜひ先輩にくっついて関係する機関に足を運び、顔見知りを増やして学んでほしい。そこで汗をかくうちに、いつの間にか本稿で何度も取り上げた「連携」が生まれることになるだろう。心理士、教師、保健師、ソーシャルワーカー、施設職員……、グループのミーティングに足を運ぶ職種が増えるにつれ、あなたの住む地域の思春期の精神保健は、向上してゆく

にちがいない。

謝　辞

　本稿で使った「子どもの護り」「統合」という言葉は村瀬嘉代子氏の著作から、「身近な援助者」という用語と考え方は青木省三氏の著作から多くの示唆をいただいています。あつく御礼申し上げます。

第2章

思春期患者との出会い、関係作り

　思春期のケースが精神科外来を初めて受診するとき、成人のケースが受診するときに比べいくつかの特徴がある。
　例えば、本人が一人で来ることは少なく、多くは家族と一緒に、ときには学校の先生も一緒に来ることがある。本人が自ら望んで来ることは少なく、母親に連れて来られたり、学校の先生に勧められて来ることもある。また、一人ひとりの主訴も本人、親、学校それぞれで違っていることが多い。
　このように、本人や親の来院の動機や経緯が違う中で行われる初回面接にはいくつかの目的があるが、私が第一に考えているのは「もう一度次回に来てもらえるようにするためにはどうしたらよいか」ということである。そのために私は本人が面接においてできるだけ苦痛を感じないこと、面接室が本人にとって少しでも居心地が良い所になることを心がけて工夫している。
　本章では本人が不本意ながら受診したケースを2例あげ、このような場合の関係の作りかたについて述べようと思う。1例目は私が精神科医となり4年目に経験した、本人との関係は作れたが母親との関係が作れなかったケースで、2例目は私が9年目に経験した、本人とも母親とも関係が作れたケースである。2つのケースを比較してこのような場合における関係の作りかたのポイントを学んでいただければ幸いである。なお、本章は個々の疾患への対応を述べようとしたものではないことを追記しておく。

1. 奈美の場合

　11月のある日、奈美（中学2年生）と母親が来院した。問診表に、主訴は『学校へ行かない』、家族構成は父（会社役員）、母親（主婦）、妹（小学校5

年生）と書いてある。

　私はドアを開けて名前を呼んだ。まず母親が、少し遅れて髪の長い女の子がだるそうな足どりで入ってくる。

　私が立ったまま「こんにちは、岡部といいます」と挨拶するが、奈美は返事もせず視線も合わせようともしない。母親はお辞儀をして、奈美に椅子に座るよう促し自分はその横に座る。奈美は椅子に浅く座りだらしなく肘掛によりかかり、長い髪の毛が顔にかかったままで母親と反対側を向いている。

　私は席について再度奈美に話しかけた。〈こんにちは。（母親の方を向いて）お家ではどう呼んでおられますか？〉「奈美ですね」

　奈美の方を向いて尋ねた。〈ここでも奈美さんと呼んでいいですか？（返事はないがこちらを向いてくれた）この後もそう呼んでいい？〉母親は娘をにらみつけるように見ている。

　私は問診表を見て尋ねた。〈これを読むと『学校へ行かない』と書いてありますが、これを書いて下さったのは？〉私は奈美から母親に視線を移した。「私です」と母親。〈もう1つ聞いてよろしいですか。『今日病院へ行こう』と言われたのはどなたですか？　やはりお母さん？〉「はい、そうです」

　母親との会話の間に奈美は下を向いてしまった。〈奈美さん、病院へ来るのは嫌ではなかったの？〉呼びかけに顔をこちらに向けるが答えはない。〈じゃあ、お母さんから先に話を聞いてもいいかな？〉かすかにうなずくが、髪は顔にかかったままで表情はよく分からない。母親も奈美をじっと見ている。

　〈お母さん、それではもう少し詳しく教えていただけますか。学校へ行けないということですが、いつからですか？〉「今回はこの10月初めからです……」

【コメント】

　私は本人が受診している場合、特に不本意ながら来ている場合は、まず本人に話しかけることを原則としている。

　このケースの場合、奈美の診察室への入り方や座り方から、不本意ながら母親に連れてこられたのだろうと私は考えた。そこで私は診察室を奈美にとって少しでも居心地の良い場所にするために、名前の呼び方を奈美に確認し

たり母親の話を聞くときには奈美の了承を得るなど、奈美を尊重して注意深く面接を進めることにした。

　母親が話してくれたのは以下のような内容であった。
『奈美は小学校から剣道を始め中学でも剣道部へ入った。しかし部内で同級生から無視されることがあり、勝気な奈美は同級生と言い合いになることも多く、結局2学期が始まると部活をやめてしまった。
　その後、奈美は不良グループと行動をともにするようになり、化粧をして制服のスカートは短くなり、12月頃からは自宅へ帰るのが10時頃になることもあった。3学期に入ると授業中教室から抜け出してタバコを吸うこともあった。
　そして2年生に進級してからは恐喝、バイクの窃盗事件などを起こし、両親は学校からたびたび呼び出されるようになった。先生や両親が繰り返し注意をしたが、奈美の問題行動は変わらなかった。それどころか注意する両親に暴言を吐き、ときには父親や母親と取っ組み合いになることもあった。1学期はほとんど学校に行かなかった。夏休みに入り、両親は不良グループとの交流が原因だろうと考え引っ越しして奈美を転校させた』
　母親は途中涙ぐんだりもしながら一気に語ったが、奈美はいっさい表情を変えなかった。しかし、転校のエピソードを母親が話しはじめると奈美は涙を手のひらでぬぐった。それを見た私は母親の言葉をさえぎって奈美の方へ向きを変え奈美の顔を覗き込んだ。
　〈ごめんね。つらくなったかな？〉私は奈美にゆっくりと話しかけた。母親は奈美を見たあとで私をにらみつけた。〈すみません、お母さん、お話の途中で。奈美さんが調子悪そうなので〉
　私は奈美の方へ向いて尋ねた。〈大丈夫？　何かつらい思いをしてるのかな？〉奈美がわずかにうなずいた。私はさらに奈美に話しかけようとしたが、先に母親が話しだした。「つらいと言ったって自分がやってきたことですから。転校も嫌がりましたけどそれ以外に方法はなかったし、それまでこの子は全然直そうとしませんでした。あの子たちと縁を切るにはこれしか方法はなかったんです。それに転校してからは落ち着いていました」
　私は母親が息継ぎする間に話をさえぎり奈美の方へ向いた。〈奈美さん、

もう少しお母さんの話を聞いていいかな？〉奈美は視線を合わせたが返事はなかった。
　母親の勢いの強さに押されて母親の話を再び聴くことにした。〈お母さん、転校してからのことを教えていただけますか？〉

【コメント】
　治療者が話しかける相手を変える場合、相手に不快感や不安感を与えず安全なのは、今話している相手の了承を得ることである。しかしこの場面での母親の説明は、奈美にとってつらいものだったようで奈美が泣き出した。それを見て私は、彼女を尊重してつらい思いをさせないようにするため、母親の話をさえぎって奈美に話しかけた。

　母親は続けて以下のような内容を話してくれた。
『奈美は2学期からは新しい学校に行きはじめ、校則を守り服装もきちんとしていた。しかし10月からは次第に朝起きられなくなり、学校を休み始めた。校則を破ったり出かけたりすることはないけど2階の自室に閉じこもりがちで、11月に入ってからはあまり食事もとらなくなり病院を受診した』
　私は奈美と母親の対立がみられないだろうと予測して、食事をとらないことを話題にした。
〈ではお母さんは奈美さんの体のことが心配？〉「ええ」
〈今日は元気がないようですが元々はこうではないんですね？〉「はい、全然違います」
〈体の調子が悪いのかな、それとも気分が落ち込んでいるのかな？〉私は二人をながめながら独り言のように言った。できれば奈美に会話に加わってもらいたい気持ちがあった。
「それが分からないんです。確かに転校して淋しいかもしれないけど9月はがんばって登校してましたから。それにあの子たちと一緒に居たからこうなったわけで、離さないとだめだったんです」奈美が母親の方をにらんだ。
〈お母さん、今度は奈美さんにも尋ねていいですか〉「どうぞ」
　私は、母親が話し出した友人や転校の話題では二人の対立が起こると考えて、もう一度体調の話題に戻そうと考えた。

〈奈美さん、体の調子はどう？　食べられないみたいだけど吐き気がしたりお腹が痛かったりしますか？〉「そんなことはない。欲しくないだけ」ぶっきらぼうだが奈美は答えてくれた。

〈そうか、食欲がないのかな？〉「さあ」〈あと、朝起きられないとお母さんが言われたけど夜は眠れていますか？〉「眠れない」〈眠くならないの？　それとも、たびたび目がさめるのかな？〉「眠くならない」

〈何時ごろ寝るの？〉「早ければ1時、遅いときは3時」

〈起きるのは？〉「10時か11時」奈美が髪をかきあげて顔が見えた。

〈食事は何時？〉「起きたときと、あとは夜。でも朝はほとんど食べない」

〈夜は家族で一緒に食べるの？〉「私だけ。一人」「家族とは違う時間に一人だけ私の作ったものを部屋に持っていって食べてます」と母親が説明を加える。

〈そうか一人で食べるの。ほかの時間は？　家で何して過ごしてるの？〉「ねてる」

〈眠っているの？〉「横になってる」〈テレビなんかは？〉「見ない。CD聞いたり、マンガ読んだり」「電話もかけるでしょう」母親が付け加える。

〈そうなの？（奈美がうなずく）誰に？〉「前の学校の友達」

【コメント】

　私は不本意ながら病院を受診した奈美の方を尊重して、奈美との関係作りを優先しようと考えた。そのために私は話しはじめた奈美に続けて話しかけ、奈美が話しやすい話題を探した。ただし、私は頭の隅では母親との関係も壊したくはないと考え、できれば二人が対立したり母親が嫌がったりする話題は避けようとしていた。

〈へえ、引っ越しても付き合いあるんだ〉「やめなさいって言うのに電話をかけてます」母親が先に答える。「いいじゃん、会ってないんだから」奈美が初めて強い口調で話す。「あの人たちのせいでこうなったんでしょう」母親も奈美を見て言い返す。一瞬のにらみ合い。

〈会わないようにしてるの？〉「だって家から出られないんだもん」

〈出られないの？〉「学校行かないなら出ちゃだめって言われる」〈誰に？〉

「親」〈そうなんですか？お母さん〉「だって、いったん出て行ったらどこで何するかわかりませんから。9月には内緒で会いに行ってたんです。前の中学校の先生から連絡があって分かったんですから」「だから今は出てないでしょう」奈美は強く言い返す。

「今だっていつ行くか分からないでしょう」「どこにも行ってないでしょっ」

「出て行く用事がないからじゃないの。家から出たらあの子たちのところに行くに決まってる」「もういいよ。あんたとは話したくない」奈美は母親から顔をそむけた。

「そんなこと言ってもあなたは親を騙して行ったのよ」「……」奈美は母親を無視している。母親は奈美をにらみつけている。

奈美と母親の間の緊迫感に、私は二人の一致点を探すことをあきらめてしまった。

〈お母さん、変なことを言いますが、やっぱり前の中学校の友達が原因ですか？〉

「そうです。この子が剣道部のことで落ち込んでいるときにたまたま不良グループの子たちと話しはじめたみたいです。そうしたらその子たちが剣道部のほかの子に文句を言ったみたいです。それからは一緒に行動するようになって、どんどん悪いことに染まっていってしまいました。この子の気持ちも弱いからだとは思いますが」

〈奈美さんはそうは思っていないんでしょうね〉恐る恐るといった口調で私は母親に尋ねた。「そうなんでしょうね」これも強い口調で母親が言う。

〈奈美さん、奈美さんは今の状態は友達とは関係ないと考えているの？〉

「関係ないわ。嫌なだけよ、部活も、先生も、親も」怒った口調で奈美が答える。「もう何もかにも嫌になったんよ」

【コメント】

奈美が友人のことを話しだしたときに、私は彼女が友人のことを大切に思っているので話もはずむと考えて、思わず〈へえ、引っ越しても付き合いあるんだ〉と発言して友人の話題を続けようとした。しかし友人は母親にとって奈美がこうなった一番の原因であり、最も不快な話題であることを私は軽視していた。お互いに感情的になり緊迫感は高まってしまい、私は二人の対

立を避けることをあきらめて対立点を明確にしてしまった。そうなると私は奈美を尊重してきた立場から奈美に肩入れする決心をした。

　このように親子の対立を明確にして子どもの側に治療者が肩入れすることは親の治療者への反発を招き、子どもを来院させなかったり親側がドロップアウトしたりする危険性をはらむ。私はそうした危険性を十分に意識せず〈へえ、引っ越しても付き合いあるんだ〉と発言して親子の対立を明確にし、奈美に肩入れして二人の間で中立性を失ってしまった。

　今から振り返ると、丹念に安全な話題探しを続けたり、二人の対立が目の前で繰り広げられても慌てずあきらめず二人の一致点を探すこともできただろうし、タイミングを見て親子を別々に面接するよう切り替える方法もあったと思う。

　私は母親のきびしい視線が気にはなったが奈美に続けて尋ねた。
〈そうか、嫌になって今は元気なくなったの？〉「もう何にもしたくない」
〈いつからそうなったの？〉「もう会いに行っちゃいけないと言われて」
〈9月にお母さんに内緒で会いに行った後？〉「そう」
〈じゃあ、それまではどう言われてたの？〉「9月、1ヵ月間学校に行ったら会いに行ってもいいって言われた」こちらを見て奈美が答える。
〈1ヵ月は待てなかったの？〉「いつまでたっても、いつ行っていいか言ってくれなかったから」「そうやってあなたは待てないからだめって言ったんじゃないの」母親が険しい表情で反論するが、無視して私は奈美との会話を続けた。
〈でもその後は言われたことを守って、行かないようにしてるんだ〉「もうどうでもいいもん」奈美が涙ぐむ。
　二人の対立が続く中で、私は母親との関係作りはあきらめて奈美と話を続けることに決めた。
〈どうでもいいもんと言いながら1ヵ月がんばって学校行ったし、その後も言われたことは守ったんだね〉少し驚いた表情で奈美はうなずく。母親は私をにらみつける。
　私は続けて奈美に話しかけた。〈新しい学校はどう？　嫌なことはなかったの？〉「うん」

〈気に入った？〉「好きでも嫌いでもない」〈友達は？〉「話し相手はできた」〈へえ、仲良くなるのうまいんかなあ。最初話しにくいことはなかった？〉「普通にしとったら話しかけられた」〈どんな話するの？〉「テレビとか」……

奈美は新しい学校のことを少しずつ話しはじめてくれた。新しく知り合った子との事を聞くと表情も緩み、話題になっているテレビドラマの話などでは笑顔も見られた。母親の険しい顔は変わらなかったが、あえて私は奈美との話を盛り上げた。そしてその日の面接を終えた。

2週間後の2回目の受診時には母親は来院せず、奈美が一人でやってきた。

【コメント】

その後の面接では母親は同席せず、奈美だけの面接となった。1年後、奈美が3年生になり、進路のことで親の協力を必要としたときに、奈美は母親に相談した。それをきっかけに母親との連合関係ができ、高校受験に親子で取り組み高校に進学した。

このケースでは私は不本意ながら病院を受診した奈美を尊重して居心地の良い面接場面を作ろうという思いを強く持っていた。だが母親が治療に協力し参加することも必要と考え、私は母親の話に耳を傾けてニードを把握し、その中から奈美も一緒に努力できる共通の目標を探そうとした。しかし私は奈美と母親の対立を強めるような友人の話題を続けて、緊迫感が高まる中で二人の対立点を明確にしてしまい、それまで尊重してきた奈美の方に肩入れせざるをえなくなり、当初の私の思惑通りにはうまくいかなかった。

その後、母親が自らの通院はやめたものの奈美の通院は認め、結果的に私は彼女を支持していくことができた。そして徐々に奈美の力が発揮されて高校進学へとつながったのだと思う。

2．俊君の場合

俊君は小学校6年。問題とされていることは小学校での暴力。家族は電気工事会社の専務の父と、父と同じ会社で事務のパートをしている母親との三人暮らし。

知り合いのスクールカウンセラーから、「小学校で暴力が目立つ子がいて担任の先生から相談されている。母親と本人が受診するのでよろしく」との連絡があり、1週間後に母親と本人が来院した。
　母親がドアを開けていると、俊君が飛び込むように入ってきた。室内をくるりと見渡して私の正面の回転椅子に座る。俊君は椅子の上で左右に足を振ったり、床を蹴って椅子を回したり、首を素早く左に曲げることを繰り返している。母親はその横に座った。母親は俊君とは反対側に体を傾けて疲れた表情を浮かべていた。
　二人を交互に見比べながら挨拶したあと、俊君に向かって話しかける。〈こんにちは〉「……」〈こんにちは。お待たせしました〉「……」「俊、挨拶しなさい」（きつい口調）「……」返事はないが私と母親を交互にニヤニヤしながら見ている。悪びれた様子もなくそれほど拒否的でもないのでさらに話しかけた。〈今日は来てくれてありがとう。自分から来ようと思った……（俊君が首をふる）わけじゃないよな。お母さんが行こうと言ったの？〉「（困ったような顔で）病院行かんと学校行かれんと言われて」
　〈へえっ、学校行くために病院へ来ないといけなかったの？〉「うん」
　〈ということは学校行きたいの？〉「うん」俊君は笑顔で応えた。「この子、体育が大好きなんです。今日も体育と重なって病院行きたくないというから、ゲームを買う約束で、やっと連れてきたんです。学校の先生に病院に行って診てもらった方がいいと言われて」

【コメント】
　子ども本人が来ている場合に、まず本人に話しかける私の原則通りである。俊君とは会話できそうだったので、彼と私の会話がはずめば母親も安心できて治療者としての私を信頼してくれるだろうと考え、私は俊君との話題を、俊君と母親のニードが一致していると思われる『学校に行きたい』という話題で面接を進めていくことにした。

　〈ああ、先生に言われて。そうですか。よく来てくれたなあ。ところでお母さんも病院へ相談に来ようと思っていたのですか？〉「いいえ、このままではいけないと思ってはいましたが、スクールカウンセラーの先生とも相談し

ていたからそれでいいかなぁと思っていたんですが」
　〈そうですか、よく来てくださいました。お母さんも何とかしようとお考えになって相談したりして行動されてたんですよね。俊君、もう少しお母さんに聞いていい？〉「うん」
　〈お母さん、特に今日病院へ来ることについて直接のきっかけになるようなことが学校であったのでしょうか？〉「今回特にこれがということはないのですが、以前から俊が学校で友達とトラブルになっては手を出すことが多いみたいで、一度病院へ相談に行くようにと言われていたんです。今日が都合が良かったので連れてきたんです」
　〈そうですか、（俊君に向きを変えて）俊君は先生が病院で診てもらうように勧めた理由で思い当たることがある？〉「別に」〈ふんふん、先生に何か心配なことがあるのかもしれんね〉
　〈そりゃそうと、俊君は『学校に行きたい』と教えてくれたけど学校好きなん？〉「うん」俊君の返事に母親が横から口を出した。
　「そりゃ、あれだけ好きなことばっかりしとれば学校好きになるわよね」治療者に向き直ってさらに続けた。「この子、好きな時間に行って好きな時間に帰るんです。体育や図工とか好きな教科だけに時間を合わせて。それ以外の授業は出たがらないので、先生が一人ついて別の部屋で勉強するんです。でも全然勉強してなくて、その部屋も出ていこうとしたり、結局先生と話したりして過ごすみたいです」（俊君、ふてたようなきつい顔）
　〈ふううん（二人を見比べながら）でも学校には行ってるんだね〉「……」「……」二人とも返事はなかったが、私は俊君を尊重したい気持ちから、まず俊君に尋ねた。
　〈学校には毎日行ってるの？〉「うん」
　〈そうかあ。そうなんですか、お母さん？〉「行くだけなら行ってます」
　〈『行くだけ』というと？〉
　聞き返した私に、母親が勢いよく話しはじめた。
　「先生、だって学校というのは勉強しに行くところでしょう。それなのにこの子は勉強を全然していないですから」俊君は母親をにらみつける。
　母親が俊君をにらみ返して続ける。「俊、先生があなたのためにどれだけしてくれているか分かってる？」「うるせえ」答えると同時に俊君は母親の

肩のあたりを拳骨で叩く。

「またそうやって叩く」「うるせえ言うのが分からんのか」「うるさいと言っても本当のことを言ってるだけでしょう。勉強してないんだから」お互いに強い口調で応酬する。

「そんなことねえよ。この前プリントしたもん」「ほんとう？」〈何なに？何のプリント？〉

母親は信じてないような口調だったが、俊君が言い返す前に私が口をはさんだ。

「こ、国語」〈へえ、国語かあ。漢字か何か？〉「うん」母親はまだ疑い深そうに俊君を見ている。

〈最近もプリントした？〉「うん」〈難しかった？〉「いいや簡単」

〈どんな字書いた？　何か先生に教えてくれる？〉「商売とか品物とか」

〈へえ、難しい漢字だね。て、そうでもないか。お母さん漢字のプリントしてるの知ってました？〉「ううん、家ではしませんからね」母親の口調がトーンダウンした。

〈先生と二人でもちゃんと授業を受けてるじゃない〉「う…うん」

〈国語のほかにも授業受けてる？〉「うーんと、体育」

〈そうか、体育好きだもんな？〉「うん」俊君が力強く答える。

〈そういえば図工も好きだったっけ？〉「うん」

〈じゃ、図工も授業に出るの〉「うん」

〈じゃあ、体育や図工は授業に出て、ほかの時間も先生と一緒にプリントもしたりするんだね？〉「うん、そう」俊君が嬉しそうに答える。母親を横目に見ると、にらむような表情ではなくなっていた。

〈学校に毎日行ってるみたいだけど前からずっとそうなの？〉「ううん、前は休んでた」「3学期の初めは休むことが多かったんです」

〈へえ、前に比べると休みが減っているんですか〉「そうですねぇ、学期の初めに比べると、ちょっとは落ち着いてきたかしら」〈がんばってるんだ、俊君〉「うん」

【コメント】

　私は来院に至る経緯を尋ねて二人をねぎらい、学校の話題を続けた。とこ

ろが、俊君の授業中の過ごし方を母親が『勉強していない』と叱責して診察室で二人の対立が始まった。私は俊君を尊重しながらも母親に反感を持たれないように、母親もプラスに評価しうる一致点を探した。私は俊君が母親に言い返した『プリントした』という言葉から、母親には少し我慢してもらいながら、『俊君は図工や体育の授業に出たりプリントをすることもある』という事実を引き出し、母親の俊君への叱責を和らげた。さらに『毎日登校している』という事実については以前と比較することで母親の俊君に対するプラスの評価も得られた。

〈俊君、学校で困っていることって何かある？〉「いいや。ない」（表情は少し硬くなる）
〈さっき、話を聞いた先生（予診医）が書いてるんだけど、学校で腹が立つことあるんじゃない？〉「ある」私は少し前かがみになって同じ高さで顔を覗いた。〈困るわけじゃないの？〉「うん」〈何に腹が立つの？〉「みんなが僕のこと悪く言う」〈腹が立ったらどうするの？〉「なぐる」〈おう、そこでなぐるか〉私は驚いて顔をあげた。「うん」〈そりゃ早いな〉「蹴ったりもする」お母さんも苦笑いだが意外に怒ってはいない。〈それからどうなるん？〉「けんかになる」〈それから？〉また私は前かがみになる。「先生が来て止める」〈それから？〉「連れていかれる」〈どこへ？〉「教室」〈クラス？〉「先生といつもいる部屋」〈それから？〉「そのまま」〈えっ、いろいろ聞かれないの？〉「先生ずっと見とるもん」〈叱られんの？〉「いっつもだもん」〈いつもって？〉「いつもけんかしとる」〈毎日？〉「うん、ほとんど毎日」

〈ほとんど毎日ということはけんかしない日もある？〉「うーん、ある」
〈そうか、そうか。俊君、変なこと聞くけど…、けんかが好き？〉「ううん、好きじゃない」
〈そりゃそうよな、変なこと聞いてごめんね。じゃあまたお母さんに聞いていい？〉「うん」

【コメント】
　私は俊君に病院へ来るきっかけになった学校での暴力について尋ねた。私は俊君の言う『けんか』という言葉を使って会話を続けた。俊君の口調やリ

ズムに合わせ、さらに私は少し大げさな口調や動作を加えて話し、俊君との話がはずんだ。
　『けんか』の話題だったので私は母親がまた俊君を叱責するのではないかとその表情を気にしていたが、母親は笑顔も浮かべて好意も持って俊君と私の話を聞いていたようだった。

　〈お母さん、学校での事はどんなふうに聞かれてますか？〉「先生とは連絡帳でやりとりをしているんですが、けんかがあるたびに先生が誰々とけんかしたと書いてくれます。ここまで具体的な話は聞いたことがありませんでした。ただ、俊の言うことを聞くと、周りの子もからかうようにいろいろと口出しするみたいですね。特に以前は特定の子が言ってたみたいです。今もその子のことは気にしているみたいで」
　〈そりゃ、俊君つらかったなあ（少し斜めを向き返事はない）。教えてくれてありがとうな〉（こっちを向いてうなずく）
　〈俊君、困ってはないと思うけど、けんかは減らしたい？　やっぱり嫌なこと言われたらけんかしたい？〉「減らしたい」〈そうか、減るといいな。減らす方法を先生も一緒に考えていい？〉「う、うん」
　〈俊君、お母さんにも聞いていい？〉「うん」
　〈お母さんも学校以外のことで困っていることがあったら教えてくれませんか？〉「私は学校のことよりは、家で俊とうまくいかないことの方が困ってるんです」
　〈と言うと？〉「二人で話すと必ずけんかになるんです。普通に話せない。いつも口げんか。なあ」「うるせえ、ばばあ」「これですよ」
　〈お父さんは？〉「お父さんがいると、おとなしいんです。叱られる前に自分の部屋に行ってゲームしたりしていますけどね」
　〈じゃあ、二人だけのとき？〉「そうです」
　〈口げんかだけですか？〉「俊は蹴ったりしてくるけど私はやり返しません。スクールカウンセラーの先生にも言われているので、できるだけ気をつけています」
　〈で、お母さんがやり返さなかったらどうなるんです？〉「私が大きな声出したり、『やめなさい』ときつく言うと、だいたい止まります」（俊君は椅子

を離れてベッドに上がり枕を触っている）
　〈へえ、俊君ちゃんと止めれるんだ〉「うるせえんだもん」
　〈でも自分で止めるんでしょう？〉（返事はないが表情は悪くない）
　〈お母さん、家でお二人が普通に話せるようになることも、ここでの目標にしましょうか？〉「はい、お願いします」
　〈俊君もいい？〉「うん」

【コメント】
　来院のきっかけとなった学校での暴力について、私は俊君と『けんかを減らすこと』を今後の治療の目標にすることで同意することができた。しかし学校の話題を続けると、授業中の過ごし方という親子が対立した話題になるかもしれないと私は考えたので、それ以上学校の話題は続けなかった。
　一方で、母親が問題としていることには十分応えられておらず、私は母親との関係作りがまだ必要であると感じていた。そこで私は学校以外のことで母親が困っていることを尋ね、それも治療の対象として扱うことにした。私が母親のニードに応えたことで、母親もある程度満足したようだった。

　こういった調子で面接を続け、主には母親から話を聞いた。俊君は、椅子をくるくる回し、次には立ち上がってベッドに上がり、また椅子に戻る。手を伸ばして母親の服を引っぱったり足を蹴ったり、靴を踏んだりする。
　母親との話の途中でも俊君が関心を示してこちらを向いたり口をはさんだりしたらそれに応じて会話に加わってもらい、あちこち動きながらも俊君に飽きた様子があると私から話しかけた。
　途中、俊君の好きなことは何かという問いには、ベッドや机の上のパソコンを触りながらテレビゲームや学校の体育の種目のことなどを喜んで教えてくれた。俊君と私との会話は、ときに横道にそれながらも母親もそれに加わって、3人で自然に笑いながら話す場面も繰り返し出てきた。そうした中で初回面接は終わった。
　2回目の受診時もまた二人で来てくれた。

【コメント】

　その後も毎回俊君と母親と二人での受診が続いた。面接では私も含めて3人で会話がはずみ、その中で私は家庭や学校での俊君の行動を評価し続けた。そうすると母親と俊君とのけんかが減り、続いて学校でのクラスメートとのトラブルも徐々に減っていった。

　このケースでは、私は俊君本人を尊重して関係作りを進め、またそのことによって母親からも信頼されるだろうと考えて、俊君と楽しい雰囲気で会話がはずみ、そこに母親も加われたらよいと思っていた。そうなるための話題を母親の表情を確認しながら探していった。途中で私が予期しなかったところから俊君と母親の対立が表面化したが、私は俊君が話してくれた言葉の中から母親もプラスに評価できる事実を探した。来院のきっかけとなった学校での暴力について、私は俊君の言う『けんか』として治療で扱うことに俊君の同意を得、一方で学校以外の場面で母親の困っていることを尋ねてそれも治療で扱うことにして、母親からある程度の満足も得たと思う。

　こうして俊君と私だけでなく母親も含めた3人の会話がはずみ、関係作りも進んだ。母親も加えた関係作りができたことで俊君の行動の変化も家庭から始まったのだと思う。

本章のまとめ

　私は患者さん本人を一番大事にしたいという原則でやってきた。これは私の中で思い込みに近いものでずっと持ち続けているが、臨床経験を重ねるにつれてその具体的な方法は変わってきた。

　4年目の私は奈美を尊重することに重点をおいていた。面接では母親が先に話しはじめたものの、私は母親の話を聞く上で母親との関係作りより今までの経過を聞くことにポイントをおいて早く奈美と話したいと思いながら聞いていたように思う。奈美と話しはじめると私は母親への注意がおろそかになり、奈美と私の会話を母親が好意的に受け止められるかどうかチェックできていなかった。そのため奈美との会話が盛り上がりそうだと私が考えた話題で奈美と母親との対立が始まり、さらにその対立を前にして私は二人の対立点を明確にしてしまった。元々奈美を尊重していた私は奈美に肩入れする

しかなく、奈美と私の二人で会話を盛り上げていった。

　9年目の私は、本人を尊重しながら母親にも配慮しようと考えていた。私は俊君が話しやすい話題から会話を始め、途中母親が私と俊君との会話を好意的にとらえているかどうかを見極めるため、母親の表情に注意を払っていた。私は対立が起こっても俊君の話から母親がプラスに評価できる点を探して、対立した会話ではなく楽しい雰囲気の会話を目指した。そして私は来院のきっかけとなった『けんか』を減らすことを目標にすることに俊君の同意を取り付け、それから母親のニードにも応えて関係作りを図った。その後は3人で楽しい雰囲気で会話が続けられるよう盛り上げていった。

　患者と家族は継続する問題に対して原因や対策でよく対立したりするが、それは少しでも早く解決しようとして皆がそれぞれに努力をしているからこそ、そういった対立が起きてしまうと私は考えるようになった。またそう思ってケースを見ていくことで家族の一致点が見つかり皆が団結するという体験を何度もしてきた。今の私は患者本人を尊重して大切にするだけでなく、患者本人を支える力や問題に対応し解決する力を大きくするためにも家族の協力が必要と考え、面接中に家族にも配慮することが少しずつできるようになってきた気がしている。

第 3 章

面接の進めかたの指標
―問題をめぐって家族の意見が対立する場合―

　子どもの問題をめぐる家族の意見には、多かれ少なかれ違いがあるものである。例えば、不登校事例の場合。「母親の過保護が原因である」と主張する父親と「父親の無関心が原因である」と主張する母親、あるいは、「無理やりにでも登校させるべきだ」と主張する父親と「登校は本人の自主性に任せるべきだ」と主張する母親といった具合に。

　さて、この場面において、両親の自分の意見に対する思い込みが弱ければ、両者の意見の調整は比較的容易であるが、それぞれの思い込みが強ければ、その作業は困難になることが多い。ときには、治療者の目の前で、お互いに自分の意見を主張して言い争い、対立することもある。その際、治療者の対応次第では、さらに両親の対立を深めてしまうだろう。

　では、このような場面ではどのように対応すればよいのか？　そして、どのような解決の道へと進めばよいのか？　本章では、このような子どもの問題をめぐって家族の意見が対立する事例の面接の進めかたの指標を紹介する。

　以下に、それぞれの指標について簡単に説明した後、実際の事例を通して面接での適用を解説する。

1. 面接の進めかたの指標

指標 1　方向性を一致させる

　問題をめぐる関係者（本人・家族・学校関係者など）の問題認定・問題の原因・問題解決の方法に対する意見を一致させること。例えば摂食障害の場合。母親は子どもの意志の弱さが原因と考え、父親は母親の過保護が原因と

考え、本人は友人関係が原因と考えている状況において、治療者が「食欲中枢の機能低下が原因である」と説明して、本人と両親がこれに納得すること。

指標2　ペースを合わす
　問題をめぐる関係者に設定した目標を守ってもらうこと。例えば過敏性腸症候群のため教室に入れない事例において、「教室で過ごす時間を1週間に5分ずつ延ばす」との目標を設定した場合。1週目には、本人は（もう少し過ごせると思っても）5分間で教室を出て、担任は（もう少し過ごしてほしいと思っても）5分間で本人を教室から出すこと。2週目には、教室で10分間（だけ）過ごす目標を本人と担任が守ること。

指標3　モチベーションを上げる
　問題をめぐる関係者の治療に対するモチベーションを上げること（そして維持すること）。例えばパニック障害の場合。本人は発作が起こるのが不安で外出できず、母親は本人が外出できないことを容認している状況において、治療者が何らかの方法（説得など）により、本人には「外出してみよう」と動機付け、母親には「本人を外出させてみよう」と動機付けること。

2．問題をめぐる家族の意見が対立する事例

　1月のある日、治療者の講演を聴いたという母親が、祖父母とともに来院した。その講演は『不登校』をテーマにしたものであり、治療者は不登校問題の解決には家族の協力が大事であるといった内容を話したのであった。

（1）初回面接　　　母親　祖父母
　祖母が中央に、その両側に母親と祖父が座った。
　挨拶に続き、治療者が「今日はどういったことでおみえになられたのか、どなたからでも教えていただけますか？」と尋ねると、母親が口を開いた。
　「実は、中学2年生の息子（哲夫）のことです。2年生の2学期から、『頭が痛い、身体がしんどい』と言い、遅刻や早退が始まりました。内科の病院に

行くと、起立性調節障害と言われたんですが、その後は病院に行こうとしません。3学期に入ると、全く登校しなくなりました。私が『学校に行くように』と言うと、『うるさい』と怒り、壁を殴ったりもします。担任の先生からは、学校では特に問題はなかったと言われたんですが……。

　家では、昼と夜が逆転して、いつも部屋にこもってゲームばかりしています。以前は、真面目でおとなしい子だったのですが。

　実は父親とは、哲夫が小学3年生のときに離婚しました。私と哲夫と高校生の兄の3人が一緒に住んで、祖父と祖母は隣に住んでいます……」

　母親が話す間、祖父は一言も発さずに、しかめ面で腕を組んだままだった。祖母は、母親の話の要所要所ではうなずくが、頻繁に視線を祖父に送り、顔色をうかがっているようだった。

●家族の意見の対立

「不登校の原因については、どのようにお考えですか？」

「おじいちゃんが甘すぎるのが原因です。あの子が『お小遣いが欲しい』と言えば、すぐ渡すし、『コンビニに連れていって』と言うと、夜中でも連れていくし。あの子はおじいちゃんにダメにされたんです！」。　母親から祖父へのいきなりの非難だった。

「なに言うとるんじゃ、おまえが厳しすぎるのが原因じゃ！　いつも大きい声で怒鳴って。あれじゃあ、哲夫の気が休まらんわ！」祖父が言い返す。

「なに言ってんのよ、おじいちゃんが甘いから、私が厳しくしないといけないんでしょう！」母親も大声で言い返す。

「おまえが厳しいから、ワシがやさしくせんといけんのじゃ、小遣いもやらんで！」母親に負けず、祖父の声も大きくなる。

「おじいちゃんが小遣いをやるから、私はやらんのよ。お金があったら、あの子が何をするかわからんでしょう！」

「おじいさんも智恵（母親）も、先生の前なんだから、落ち着いて話しなさい！」

　祖母がなだめようとするが、両者はおさまらない。

「だいたいおまえは母親失格なんじゃ！」

「なに言ってんのよ。こんな私に育てたのはおじいちゃんでしょう！」
「智恵、なんてことを言うの！　おじいさんはあんたたちのことを思って言ってくれてるのよ」
「おばあちゃんだって、おじいちゃんの言いなりで。おじいちゃんが哲夫を甘やかすのをやめさせたらどうなのよ！」
「いいかげんにせい！　おまえが母親らしくやさしくすればええんじゃ！」
再び祖父が母親を怒鳴る。
「なに言ってんのよ！　先生、このわからずやに何か言ってやってください！」母親はすがるような目で治療者に訴えたのである。

【コメント】

　　母親が陳述する間の祖父母の様子から何かあるとは感じていたが、面接開始早々から不登校の原因をめぐって母親と祖父の意見は対立していた。祖母の仲裁もむなしく、両者の対立はエスカレートしていき、母親と祖母の対立、そして、母親と祖父の対立に戻るといった悪循環の様相を呈してきた。そこからは、母親 vs 祖父母連合という対立構造が見えてくる。どうやら、母親が祖父母を連れてきた目的は、「治療者を味方につけ、治療者に祖父母を説得してもらうこと」のようである。
　　このような対立場面においてどのように対応すればよいのか？　仮に、母親の申し出を受けて祖父に説得を試みた場合、祖父が治療者の説得を納得すればよいが、祖父が納得しなければ、治療者は家族の対立に巻き込まれ、さらに家族の対立をエスカレートさせてしまうだろう（治療者・母親連合 vs 祖父母連合）。
　　リスクは回避したい。そこで、まずは母親と祖父の意見の一致点と相違点を明らかにすることにした。<u>もし、両者の意見の一致点が見つかれば、それを共有してもらうことで両者の対立を回避することができ、さらには治療に対する家族の協力関係を築くことができるかもしれないからである</u>（指標1）。
しかし、両者の思い込みが強いため、その作業は難航することが予想された。

●意見の調整——一致点と相違点を明確にする

「あの〜、皆さんのご意見を整理させていただいてもよろしいですか？」

三人がうなずいた。
　「まず、お母さんのご意見ですが。『本当はお子さんにやさしくしたいとのお考えですが、おじいさんがやさしくするので、厳しくせざるをえない』ということですか？」
　「ええ、その通りです」母親が祖父をにらむ。
　「次に、おじいさんのご意見ですが。『本当はお孫さんに厳しくしたいとのお考えですが、お母さんが厳しくするので、やさしくせざるをえない』ということですか？」
　「その通りです」祖父も母親をにらむ。
　「ということは、『お母さんは本当はもっとやさしくするべきで、おじいさんは本当はもっと厳しくするべきである』という点では、お二人のご意見は一致されているということですか？」治療者は母親と祖父を交互に見る。
　「まあ、そうですけど。でも、おじいちゃんが先に変わるべきです！」
　「なに言うとるんじゃ！　おまえが先に変わるべきじゃ！」
　再び対立が始まりそうである。治療者は早口で言葉を続けた。
　「なるほど、『お母さんはやさしく、おじいさんは厳しくする』という点では、お二人の意見は一致されていますが、どちらが先に変わるべきかについては、それぞれにお考えがあるんですね？」
　「ええ、そういうことです」母親が同意する。
　「おじいさんも？」
　「その通りです」祖父もうなずく。
　母親と祖父が少し落ち着いたところで、治療者は祖母に話しかける。
　「ところで、おばあさんとしては『お母さんがやさしく、おじいさんは厳しくする』というお二人のご意見には、ご賛成なのでしょうか？」
　「その通りです。やっぱりそれが一番うまくいくと思います」祖母は母親と祖父を交互に見ながら答えた。

【コメント】
　<u>「母親はやさしく、祖父は厳しく対応する」との点で家族の意見を一致させることができた</u>（指標1）。これにより家族の対立をとりあえずは回避することができた。しかし、「どちらが先に対応を変えるべきか」の点について

は母親と祖父は依然対立しているので、治療者からこのような妥当性があると思われる対応を両者に依頼したとしても、今後の治療経過の中で些細なことをきっかけに両者の対立が起こり、その対応が行われなくなる危険性がある（例えば、母親の対応に祖父が満足しなければ、祖父が母親を非難し、腹を立てた母親は「やさしく対応すること」をやめてしまう）。

そこで、そもそもの両者の対立の源である「不登校の原因」を再定義する（新たに規定し直す）ことにより、まずは「不登校の原因」をめぐる両者の対立を回避した上で、両者に対応を依頼することにした。そうすれば、今後、対応をめぐる両者の対立を予防できる可能性が高くなるからである。

さて、再定義に用いる「新たな原因」として、本事例の場合には①互いに不登校の原因が相手であると考えているため、不登校の原因に対する両者の関与を否定すること、②両者の思い込みが強いので、両者が納得できるほどの十分な根拠があることが条件として求められる。これらを満たすものとして治療者が注目したのは、以前内科で告げられた起立性調節障害である。

● 問題の原因を再定義する　part 1

「ところで、内科の先生からは起立性調節障害についてどのような説明を受けましたか？」

「低血圧のために頭痛がしたり、身体がだるくなると……」母親が答える。

「血圧はどのくらいでしたか？」

「たしか……80くらいだったと思いますが」

「えっ、80ですか！！」治療者は驚く。

「はい。あの～低いんでしょうか？」母親が心配そうに尋ねる。

「低いというよりも、低すぎますよ！」治療者はそう言うと、腕を組んで黙り込んだ。母親と祖父母が不安な表情で治療者を見つめる。

「立ちくらみはありますか？」

「そういえば……お風呂あがりに、『頭がフーッとした』と言うことが」母親が祖母を見る。

「うん、私も聞いたことがあるわ」祖母が答える。

「朝の顔色はどうですか？　例えば、青ざめているとか？」

「どうなの、おじいさん。いつも起こしているでしょ」祖母が祖父に尋ね

「そう言われると……」祖父がうなずきながら答える。
「最近多いんですよ。不登校の原因が実は起立性調節障害であると分かることが……」。三人は不安な表情でお互いに顔を見合わせた。
「それはどんな病気なんですか？」母親が尋ねる。
「思春期は子どもから大人の身体に変わる時期で、ホルモンや自律神経も変化するんですが、この自律神経のバランスが崩れてしまう病気です」
「自律神経というと、ノイローゼということですかな？」祖父が尋ねる。
「一般的には自律神経というとノイローゼと思われていますが、医学でいう自律神経とは、運動神経や知覚神経のように体の中に本当にある神経です。身体の働きを活発にする交感神経と身体を休める副交感神経とがあり、呼吸や血圧などを調節しています。ただ、おじいさんがおっしゃったように、この病気はとても誤解されやすいんですよ」
「といいますのは？」と祖父。
「朝は調子が悪くても昼からは元気になるので、『怠けている』とか『気持ちの持ちよう』などと誤解されやすいんです。思春期には、誰でもこの病気になる可能性があり、本人の性格や、それこそ育てかたは全く関係ありません」
　やりとりが進むにつれて、三人の表情は次第に真剣になってきた。
「ご本人を診察できれば、はっきりしたことをお伝えできると思いますよ」
「も、もし、そうだとして、良くなるんでしょうか？」母親が不安と期待の混じった表情で治療者を見る。
「治療法次第ではありますが、必ず良くなります」治療者は断言する。
「哲夫を連れてきましょう」
　母親の言葉に祖父母は即座に同意したのであった。

　その後の哲夫への対応の話し合いは、比較的穏やかに行われた。母親は『やさしくする』具体的方法として、「怒鳴らないようにする。良いところがあったら誉める」と自ら語り、祖父母はこれに賛成した。一方、祖父は『厳しくする』具体的方法として「お小遣いをねだられても『母親からもらうように』と断る」と自ら語り、母親と祖母はこれに賛成した。

また、母親が離婚して子どもたちを連れて戻ってからは、祖父が父親役として厳しく子どもたちに接してきたこと、母親は子どもたちに淋しい思いをさせないように仕事の時間をやりくりしてきたこと、祖母も母親を影で支えて家事を手伝ってきたことなど、哲夫の問題が起こるまでは親子三人で協力して子育てをしてきたことが語られ、母親と祖母が涙を流す場面もあった。

　——治療者はそんな三人のやりとりを見ているうちに、面接当初に感じていた「対立的で仲の悪い家族」といった印象は徐々に薄れ、「協力的で仲の良い家族」と思えるようになったのである——。

【コメント】
　<u>「起立性調節障害が不登校の原因かもしれない」との意見は家族の関心を引きつけたようである</u>（指標1）。これにより、家族の対立は回避され、家族は対応について穏やかに話し合うことができた。このように「問題の原因」を再定義することにより、本事例のような家族の意見の対立が強いケースでも、治療に対する家族の協力関係を築くことが可能になる。
　さて、本事例のように本人に何らかの病気（あるいは症状）がある場合には、治療が医療環境で行われるのであれば、「病気」を「問題の原因」の再定義に用いると有効であることが多い。ただし、その際には、その病気になった原因として、「本人の性格」や「親の育てかた」の関与を否定しておく必要がある。なぜなら、今度は「病気」になった原因をめぐって家族内での責任追及が始まってしまうかもしれないからである。その意味では、精神疾患よりも身体疾患の方が安全であろう。精神疾患では「本人の性格」や「育て方」が発症に関与すると考えられやすからである。精神疾患を用いざるをえない場合には、「本人の性格」や「育てかた」の関与を否定した上で、「がんばりすぎてうつ病になった」などのように肯定的に説明する工夫が必要である。
　注意点としては、医療環境において診断名を告知することは、その専門性のゆえ、良きにつけ悪しきにつけ、本人と家族に大きな影響を与えてしまう。再定義した後の治療戦略を十分吟味した上で、告知しなければならない。（悪影響の一つとして「診断名が一人歩きする危険性」があるが、これについては章末の文献を参照されたい。）

(2) 第2回面接（1週間後）　　本人　母親　祖父　祖母
● 問題の原因を再定義する　part 2

　母親に促されて入室した哲夫は、青白い顔色のやせぎみの少年であった。緊張しているのか表情がややこわばっている。「来るのをしぶったんで、帰りに回転寿司に連れていくと約束したんですよ」祖父が笑いながら教えてくれた。

　治療者が身体の状態を尋ねると、哲夫は頭痛、身体のだるさのほかに、朝の目覚めの悪さ、立ちくらみがすることを小さな声で答えた。血圧は98/65。起立試験では仰臥位98/66、立位85/60であった。

　「かなり血圧が低いですね。それに、起立時に13も下がっています。朝起きにくかったり、立ちくらみがするのも当然だと思います」

　「起立性調節障害ということですか？」母親が心配そうに尋ねる。

　「その可能性は高いですが、まだ決まったわけではありません。そこで、正確に診断をつけるために、お願いがあるのですが、次の診察日までの哲夫君の毎日の様子を書きとめてもらえるでしょうか？」

　治療者はそう言うと、①起床時間と就寝時間、②血圧測定（起床時、午後3時、午後8時）、③朝の顔色、④その日の天候、⑤その他気のついたこと、とメモ用紙に書いて母親に渡す（観察課題）。

　「おじいさん、おばあさんも、気がついたことがあれば、お母さんに教えてあげてください。詳しい情報があれば、そのぶん正確な診断ができますから」

　母親、祖父母ともに快諾してくれる。

　その後は、哲夫の趣味（魚釣り）や好きな食べ物（寿司）の話題で面接は盛り上がり、小さい頃には母親の手伝いをよくしてくれたこと、今も祖母の肩をもむことなど哲夫の肯定的な側面が笑いを交えて語られた。

【コメント】

　哲夫の診察結果から、「不登校の新たな原因としての起立性調節障害」は家族に受け入れてもらえそうである。しかし、すぐには診断を伝えないことにした。その理由は、正確に診断をつけることもあるが、それ以上に観察課題を通して家族の協力関係を促進することを意図したからである。

(3) 第3回面接（2週間後）　　本人　母親　祖父　祖母
●治療の第一歩を成功に導く

　母親がノートを提出する。そこには、丁寧な文字で、哲夫の毎日の様子が記録されていた。治療者は、母親と祖父母が協力して課題を行ってきてくれたことに感謝を伝えた。

　「2月10日、晴れ。朝の顔色：やや青白い。起床時間……」治療者は声に出して読んだ。そして、一通り読み終わると、診察机の側に家族全員を集め、ノートを見ながら説明を始めた。

　「ご覧のように、朝の血圧が低いですね。それと、曇りの日が悪いですね。血圧も低いし、起床時間も遅いし、頭痛も一日中あります」

　哲夫と家族は、真剣な表情で説明に聞き入っている。

　「普通は目が覚めると副交感神経から交感神経にすぐに切り替わって血圧が上がるんですが、息子さんの場合、この切り替えに時間がかかっています。これらのことから、やはり自律神経のバランスの崩れからくる起立性調節障害と診断されます」

　母親と祖父母は安堵の表情を浮かべた。

　「どうすれば良くなるんでしょうか？」母親が尋ねる。

　「要は、毎日同じ時間に起きて、副交感神経から交感神経への切り替えをスムーズにすればいいんです」

　家族全員がうなずく。

　「では、哲夫君の起床時刻を皆さんで決めてください」治療者は（家族の話し合いを促すために）自分の椅子を後ろに引いた。

　「9時頃でどうでしょうか？」母親が治療者に尋ねる。

　「お母さん、起きるのは息子さんですから、息子さんと話し合って決めてください」さらに椅子を後ろに引く。

　「9時にしたらどう？」母親が哲夫に尋ねるが、哲夫はうつむいて答えない。

　「がんばれば9時には起きられるでしょう」。しかし、哲夫は答えない。母親が繰り返し哲夫に尋ねるが、哲夫は一向に答えようとしない。しびれをきらしたように祖父が口をはさむ。「9時なら起きられるだろう？」。哲夫がわずかにうなずいた。母親と祖母はホッとした表情になる。

「9時で本当に大丈夫ですか？　この2週間で9時に起きられたのは3日だけですよ。この治療のポイントは、体調の良い日も悪い日も毎日同じ時間に起きることです。今日は起きられたけど、明日は起きれなかったのではダメですからね」

　再び話し合いが始まった。反応の鈍い哲夫に対して、母親と祖父が交互に説得を繰り返す……。

「あのー決まりました。10時になりました」母親が発表する。

「哲夫君、本当に大丈夫？」。哲夫がうなずく。

「では、もし10時に起きられなかったときにはどういたしますか。これまでには、ペナルティを決められたご家族もありましたが」

「あのー、ペナルティって？」母親が尋ねる。

「もし決めた時間に起きられなかったら、ペナルティを課すんです。その日は夕食抜きとか、テレビ禁止とか」

「それがいいですわ！」母親が嬉しそうに言う。

「あのー、哲夫君だけではなくて、皆さんもご一緒にしてもらうんですが……」

「えっ！」母親が驚く。

「この病気は皆さんが協力して治すものですから、できない場合は、当然、連帯責任です」治療者が断言すると、母親と祖父母の顔が固まった。

「哲夫君、10時で、ほ・ん・と・うに大丈夫？」哲夫はこわばった表情のまましばらく考え、「10時半」と言い直す。

「ちょっと哲夫、本当に10時半で大丈夫なの？」母親が真剣な顔で哲夫に尋ねる。

「うん」哲夫が答える。

「それでは10時半ということで。では、ペナルティは何にしますか？」

話し合いの結果、哲夫が10時半に起きられなかったときには、その日は家族全員（兄は除く）夜7時以降はテレビを見るのを禁止することに決まる。

「では、朝の起き方、起こし方ですが……」と言い、治療者はメモ用紙に書き始めた。

　　9時半　　部屋のカーテンを開ける、暖房をつける、音楽をかける

  10時半 起床　熱くて甘い飲み物を飲む
      その後、熱いシャワーを浴び、朝食をとる

「要は、光や熱や音や糖分などの刺激を与えて、体を目覚めさせることです。では、それぞれの役割を決めてください」
 話し合いは笑いを交えて穏やかに進んだ。カーテンを開ける・暖房をつける・音楽をかけるのは祖父が担当、熱い飲み物（紅茶）は祖母が担当、母親は栄養のバランスの良い朝食を用意してから出勤することに決まる。そして、哲夫は昇圧剤の服用に同意した。

【コメント】
 観察課題を協力して行うことを通して、家族の協力関係は促進され、治療に対するモチベーションも上がってきた。準備は万端である。本事例は厳密には起立性調節障害の診断基準を満たさないが、インフォームドコンセントに抵触しない範囲で、この診断名を用いて問題解決を進めることにした（指標1）。
 さて、治療の第一歩が失敗すると、本人と家族（そして治療者も）の治療に対するモチベーションが下がる、あるいは失敗の責任をめぐって家族内で責任追及が起こるなどの危険性がある。さらに、治療者自身も意識するしないにかかわらず、失敗の責任を本人と家族に負わせてしまい（「本人にやる気がないから」、「家族にやる気がないから」などと）、治療関係が対立的になるかもしれない。治療の第一歩は「成功させること」が重要である。そのためには、レベルの低い目標を設定すること（指標2）、および家族全員の目標達成に対するモチベーションを高めること（指標3）がポイントである。ペナルティを持ち出したのは、これらを意図したからである。
 なお、朝の起こし方をそれぞれの家族に担当してもらったのは、治療への家族の主体的参加を促すことを意図したからである。

● 「病気の治療」と「登校援助」の方向性を一致させる
 起床時刻と起き方・起こし方が決まり、面接も終盤にさしかかったときのことである。

母親が心配そうな顔で口を開く。
「あのー、学校はどのようにすればいいんでしょうか？」
　その瞬間、ニコニコしていた哲夫の顔が固まった。先ほどまで穏やかだった祖父母の表情も、一転して険しくなる。
「お母さんとしては、どのようにお考えですか？」
「私としては、一日でも早く行ってもらいたいんですが」母親が横目で哲夫を気にしながら答え、祖父母もうなずく。
「哲夫君は？」治療者の問いかけに、哲夫はうつむいてしまった。
「もし学校に行く場合、2つの方法があると思います。1つは病気がある程度良くなってから登校する方法、もう1つは病気を治しながら登校する方法です」治療者はそう言うと、家族全員の顔を見回す。
「どちらがいいんでしょうか？」母親が不安な表情で尋ねる。
「そうですね……どちらがいいかというよりも、皆さんがどちらの方法を望まれるかだと思います。皆さんが選ばれた方法に沿って私も考えさせていただきますので。どちらにされますか？」
　母親が困ったような表情で治療者を見たが、治療者は「どうぞ皆さんで決めてください」と言いながら椅子を後ろに引いた。
「どうするの？」母親が哲夫に尋ねるが、哲夫はうつむいたままで答えない。
「学校に行ってみるか？」祖父が言うと、哲夫は貧乏ゆすりを始めた。
　その後、母親と祖父が繰り返し哲夫を説得するが、哲夫はうつむいたままである。母親は厳しい表情で哲夫をにらみ、祖父は苦虫を噛み潰したような顔で腕を組み、祖母は心配した表情で哲夫を見ていた。
「どういたしますか？」治療者は家族全員を見回して尋ねる。
「これじゃあ、どうしようもありませんわ」。母親があきらめたように言うと、祖父母は大きなため息をついた。
「ということは、まずは病気を治すことを目標にするということですか？」
　母親はしばらく考えた後、「しかたがありませんわ」と言い、祖父母もうなずく。哲夫の貧乏ゆすりが止まった。
「では、2つお願いがあるのですが。まずは、ご家族の方にですが。哲夫君の病気がある程度良くなるまでは、学校のことは一切口にしないでいただき

たいのですが、できますか？」

　母親と祖父母が唖然とした表情で治療者を見る。

「というのは、登校よりも病気を治すのを優先する場合、ご家族が学校のことを口にすると、それがプレッシャーになって病気の回復が遅れる可能性があるからです」

「ということは、学校のことを言わない方が早く病気が良くなるということですかな」祖父が尋ねる。

「そういうことです。口には出さないけれど、目で『学校に行きなさい！』と言うのもダメですよ！」

　治療者が大げさに顔をしかめると、母親と祖父母は笑いだし、哲夫はうつむいていた顔を上げた。

「次は、哲夫君にですが。がんばって病気を治すことが、できますか？」

　家族が注目する中、哲夫は小さくではあったがうなずいたのである。

　その後、母親に「担任から治療者に電話をかけてもらうように」と依頼した。後日、担任から電話があり、「起立性調節障害という『体の病気』であり、当面は登校せずに治療に専念するのが望ましいので、登校が可能な程度に回復するまでは登校刺激を加えないでほしい」との旨を伝え、担任の了承を得た。

【コメント】

　不登校援助のポイントの一つは、家族から本人への登校刺激をいかにコントロールするかであろう。無用な登校刺激はやめ、有効な登校刺激をタイミングよく加えるといった具合に。本事例では、言葉だけではなくさまざまな形の無用な登校刺激が家族から本人に加えられ、本人と家族の間が緊張・対立していると推測された。そこで、まず、「病気が回復してから登校するか、病気を治しながら登校するか？」と質問することにより、本人と家族に病気が回復してから登校する方針（指標1）を設定してもらった（他方は本人が納得しないため、本来選択の余地はなかったのだが）。その上で、「登校刺激を加えると病気が治りにくい」と規定することにより、家族による無用な登校刺激が本人に加わるのを防いだのである。

(4) 第4回面接（2週間後）　本人　母親　祖父母
● 起立性調節障害の治療過程──ペースを合わす

　起床時間（10時半）はすべてクリアー。治療者が哲夫を誉めると、哲夫は照れ笑いを浮かべた。起床準備を行った母親と祖父母にもねぎらいの言葉をかけると、家族は満足した表情を示した。

　「ところで、10時半に起きるのに、どのくらいのがんばりが必要だったの？」

　「どのくらいって？」哲夫は小首をかしげる。

　「例えば、むちゃくちゃがんばるのをガンバリ度100％、簡単にできるのをガンバリ度0％としたら、何％ぐらいだった？」

　「65％くらい」

　「65％って、どんな感じ？」

　「ちょっとがんばればできるくらい」

　「じゃあ、この前の診察で起床時刻を決めたときには何％くらいのガンバリ度が必要だと思っていたの？」

　「70％くらい」

　「実際にやってみると5％低かったのはどうしてなのかな？」

　「うーん、慣れたのかな」

　「実際にやってみたら、次第に慣れてきたってこと？」

　「うん」哲夫は笑って答える。

　「では、皆さん、次の目標をどういたしますか。このままでもいいでしょうし、少し早くしてもいいでしょうし」

　「哲夫、がんばってみたら」母親が哲夫に声をかける。祖父も「哲夫、やってみろ」と促す。

　哲夫はしばらく考えた後、首を縦に振った。

　「では、何時にするかを決めてください。ただしガンバリ度70％くらいの目標にしてくださいね」

　家族全員での話し合いは、和気あいあいとした雰囲気の中で行われ、10時起床に決まる。

　「さて、ペナルティはどうしますか？」治療者が意地の悪い口調で尋ねる。

　すると、家族全員は無言でアイコンタクトを交わし、「テレビ禁止でやり

ます」と母親が答えたのである。

　第5回面接では、目標をクリアーしたことが報告され、9時半に目標が変更された。第6回面接でも、目標はクリアー。9時15分に目標が変更され、春休みに入ることもあり、毎日30分の散歩をすることも決まる。また、久しぶりに祖父とキャッチボールをしたこと、妹と一緒に遊びだしたこと、母親との会話が増えてきたことなど、家族の間の交流が活発になってきたことが報告された。

【コメント】
　<u>毎回の面接では、本人と家族に達成可能な目標を設定してもらい</u>（指標2）、治療者はその目標を達成した本人と家族を賞賛した。これは、起立性調節障害の改善はもちろんだが、それ以上に、<u>本人と家族が「自分たちで決めた目標を達成する」という成功体験を重ねることを通して、本人と家族の治療に対するモチベーションを上げること</u>（指標3）、および本人と家族の協力関係を促進することを意図したからである。そして、これらの結果として、家族全体としての問題解決能力が上がれば、いずれは不登校という大きな問題も本人と家族の力で解決できるかもしれないだろう。（身近な例では、士気が低い非協力的なスタッフが集まった医療チームが、何らかのきっかけで士気が高まり協力的になれば、医療チームとしての治療力は高くなるものである。）

(5) 第7回面接（2週間後）　　本人　母親　祖父母
●登校援助のタイミング
　目標はクリアー。朝の血圧も上がり、哲夫は朝起きてすぐに動くことができだした。治療者の質問にもはっきりと答え、見るからに元気そうである。
　「よく笑うようになって、元気な頃の哲夫に戻ってきたようですわ。家の中も元のように明るくなってきました」と母親も喜ぶ。

　——春休み最後の診察である。治療者から登校の提案をすることにした。

　「哲夫君の体調も良くなってきたので、新学期からの登校にチャレンジして

みますか？」
　母親と祖父母の目が輝き、哲夫の顔は緊張する。
「そりゃあもう！」母親が嬉しそうに答え、祖父母も大きくうなずく。
「哲夫君、もし、無理をせずに学校に行ける方法があったらやってみる？」
　しかし、哲夫は答えない。
　母親と祖母が期待と不安の交じった表情で哲夫を見る。祖父が声をかける。
「哲夫、がんばってみろ」
　すると、その声にはじかれたように哲夫がうなずいた。
「哲夫君、ホントにやってみる？」治療者が確認すると、哲夫は「ウン」とはっきり答えた。
「では、登校に向けて一歩前進と思えるような目標を決めてください。これまでには、家の中で制服を着て過ごすことから始めた人もいましたし、夕方に校門にタッチしてくることから始めた人もいましたし、中には、いきなり1時間目から授業に出た人もいました。いずれにしても、今の体調でもちょっとがんばればできることを決めてください」
「保健室に行ってみたら？」母親が提案するが、哲夫は答えない。祖父が「いっそ、教室に入ったらどうだ」と言うが、やはり哲夫は黙ったままである。話し合いは続かない……。
「ガンバリ度70％ぐらいですよ」治療者は声をかけ、話し合いを促す。
　再び、話し合い（というより、母親と祖父母による説得）が始まった。そして、『朝9時に起きて、母親と一緒に学校の校門まで行き、校門で担任と会うこと』に決まった。

　診察終了後、治療者から担任に電話をかけ、「①起立性調節障害が徐々に回復してきていること、②起立性調節障害の回復の程度に合わせて、段階的な登校を開始すること、③段階的な登校目標は診察時に決定すること」を伝え、了承を得た。

　第8回面接では、目標をクリアーしたことが報告され、治療者は哲夫を賞賛する。目標は保健室に行くことに決まる。第9回面接では保健室で1時間

過ごすことに、第10回面接では午前中を保健室で過ごすことに決まった。

【コメント】
　学期始め（登校しやすいチャンス）が訪れたのを機に、登校にチャレンジすることにした。これは、本人の身体症状が回復してきたこと、精神的に安定してきたことに加え、起立性調節障害の治療を通して家族全体としての問題解決能力が十分に上がったと判断したからである。

(6) 第11回面接　　本人　母親　祖父母
●登校援助の過程──ペースを合わす

「実は、哲夫が3日前から休んでいます。休む前の日には授業に1時間出ることができたんですが……」
　母親が落胆した口調で伝える。うつむいた哲夫は、緊張しているのか肩をこわばらせている。
「授業に？　それって目標以上のことですよね？」治療者はやや厳しい口調で母親に尋ねる。
　母親の説明によると、担任から「美術の授業だから出てみなさい」と言われて出席したとのことである。
「もしかして、皆さんは授業に出たことを喜んだんじゃないですか？」
「だって、そりゃもう。早く授業に出てもらわないと」母親がきっぱりと答え、祖父母も大きくうなずく。
「お気持ちはわかりますが……。やっぱり欲が出ましたか……」治療者は落胆した声を出す。
「えっ、欲って？？」母親が驚いたように尋ねる。
「保健室で過ごせるんだから教室にも入れる、と思われたんじゃないですか？」
「え、ええ、そうですけど」母親が困惑したように答える。
「もしかすると、次の日も授業に出てくれたらいいなあって、思われたんじゃないですか？」
「ええ、そうですが、それが何か」母親と祖父母は首をひねる。
「哲夫君、授業に出たときのガンバリ度は何％だったの？」

「110％」哲夫はうつむいたままで答える。
「110％か……。よくがんばったなあ」治療者が声をかけると、哲夫の肩から力が抜けた。
「翌日休んだのは、ナイス判断だったと思います。だって、毎日110％でがんばったら、せっかく良くなってきているのに、ぶり返してしまうもんね」
哲夫がホッとしたように顔を上げた。
「欲ですか……。たしかにその通りですわ」母親が恐縮して答え、祖父は頭を掻いた。
「目標を守ることが大切です。そのためには、哲夫君とご家族と学校と病院とがペースを合わせて進んでいくことがポイントです」
「おっしゃる通りですわ」と母親は答え、祖父母も大きくうなずく。
「明日からは、どうしますか？」
治療者の言葉に、哲夫はうつむくことはなかった。
「では、皆さんで決めてください」
「哲夫、どうするの？」母親が口火を切る。哲夫は黙ったままである。
「また、午前中は保健室で過ごすことから始めたらどうだ？」と祖父が続く。
すると、哲夫はしっかりとうなずいたのである。

診察終了後、治療者から担任に電話をかけ、「設定した目標を守ってもらうこと」を再度依頼して、了承を得た。

以後も、哲夫が保健室で過ごす時間は徐々に長くなっていった。ある日、友達に誘われて教室で授業を受けるというハプニングがあったが、翌日は休まなかった。それに対しては、治療者は「まあ、そんなこともあるよねえ。でも、よくがんばったね」とコメントするだけにとどめた。そして、これを機に、哲夫は教室で授業を受け始めたのである。7月、哲夫は完全登校が可能となり、治療終結を迎えた。

【コメント】
ある程度治療が進んだ段階になると、問題をめぐる関係者（本事例では、

担任と家族)に「もっと良くなるのではないか」あるいは「もっと早く良くなるのではないか」などの焦りが生じることがある。高すぎる目標や早すぎる目標をそれぞれが独自に設定してしまい、それが達成できないとなると、関係者の間で責任追及が始まってしまうのである。<u>治療者がペースメーカーとなり、関係者のペースを調整することがポイントである</u>(指標3)。

　ただし、治療にはハプニングがつきものであり、ハプニングにより治療がペースアップすることもある。このあたりを見極め、ハプニングを有効に利用することも重要ではある。

本章のまとめ

　それぞれの指標について事例を振り返る。

指標1　方向性を一致させる

　初回面接において、不登校の原因をめぐる母親と祖父の意見の対立が強いため、このままでは、原因追求に向いた両者の視点を問題解決の方向に向けること、そして治療に対する両者の協力関係を築くことは困難であると判断された。そこで、そもそもの両者の対立の源である「不登校の原因」を「起立性調節障害が不登校の原因である」と再定義することにより、両者の対立を回避して、「起立性調節障害の治療」の方向性に家族の視点を向けること、そして、治療に対する家族の協力関係を築くことを試みたのである。

　このように、子どもの問題をめぐって家族の意見が対立している事例では、まずは問題の原因を再定義することから始めるとよいだろう。ただし、治療者が提示した「新しい原因」を本人と家族に受け入れてもらい、それを治療に役立つものにするのはそう簡単ではない。本事例では、「観察課題」や「朝起きの役割分担」などの工夫を行った。

指標2　ペースを合わす

　毎回の面接では、本人と家族の話し合いにより達成可能な目標を決定してもらった。これは、(前述したように)自分たちが決めた目標を達成するという成功体験を通して、治療に対するモチベーションを上げること、本人と

家族の協力関係を促進させること、そして、その結果として家族全体としての問題解決能力が上がることを意図したからである。問題解決能力が上がれば、そもそもの主訴である「不登校」という困難な問題も、本人と家族の力で解決できる可能性が高まるだろう。その意味では、起立性調節障害の治療は、不登校問題の解決のための準備段階とも位置付けられる。

さて、この方法のポイントは、本人と家族に達成可能な目標を設定してもらうこと、そして、その目標をきちんと実行してもらうことである。もし、達成不可能な目標を設定してしまうと、失敗をした責任をめぐり本人と家族が対立してしまうからである。そのためには、治療者がペースメーカーの役割を担い、本人と家族と関係者のペースが合うように調整する必要がある。本事例の「ペナルティの設定」や「ガンバリ度」はそのための工夫である。

指標3　モチベーションを上げる

治療を効果的に進めるためには、本人と家族（そして治療者自身も）の治療に対するモチベーションを上げること（そして維持すること）が重要であることは言うまでもない。本事例では、「目標を達成した本人と家族を賞賛すること」や「ペナルティの設定」などの工夫を行った。

読者の皆さんはすでに気づいていると思うが、本当のところ、起立性調節障害が不登校の「真の原因」であるかどうかは分からない。不規則な生活を送れば、二次的に起立性調節障害を発症したとしてもおかしくはないからである。

「何が真実であるか」はもちろん重要である。しかし、現場の臨床では、患者家族は「問題の真の原因を究明すること」よりも「問題を解決すること」を求めている。「何をどのように利用すれば問題解決に導けるのか？」という視点を持つことが重要であると思う。

なお、本稿は、第10回日本ブリーフサイコセラピー学会（2000年）において発表した研究報告に加筆したものである。

文　献

1) 加来洋一：学校臨床であつかうべきでない事例．吉川　悟編：システム論からみた学校臨床．金剛出版，東京，p.180-191，1999．
2) 東　豊：セラピストの技法．日本評論社，東京，1997．

第 4 章

ウザイを越えて

　思春期の患者はなかなか来談しないし、来ても長続きしない。昔からそうだったが、その理由は少しずつ変わってきている。
　かつて思春期といえば、「反抗」という語が代名詞がわりに使われていた。彼らの思いがけない行動も、大人への不信や反抗から説明されることが多かった。だが今日、彼らは「イヤ」とは言わなくなってしまった。あいまいに、それとなく無視するのである。さらに厳しく迫れば「イヤ」と言うが、そこにあるのは「反抗」のような、自分と相手がそれぞれ独立した存在であることを前提とした感情ではない。彼らの「イヤ」は「ウザイ」であり、より気分的なもの、つまり居心地の悪さなのだ。だから面接では、彼らの気分の動きを察知しつつ、「ここ」でのやりとりがさほど不快なものとはならないことを示し、それを実感させぬ限り、次にはつながらない。
　私は元来、治療的なかかわりは地味なものほどよく、3年5年と経って初めて成果が得られるようでありたい、という考え方を好んできた。が、このように彼らの気分が万華鏡のようにうつろってしまうことを考えれば、初期の面接に演出を凝らし、必要ならかけひきくらいはして、影響力の強化を図ることも必要かな、と思うようになってきた。
　ここでは、彼らが感じている「ウザイ」を乗り越えて、彼ら自身が気づいていないニーズにたどり着くまでの道のり、その工夫について事例を通して述べる。

1. ある事例から

　女子高校生の事例である。

B高校1年のA子は、ある日母親に連れられてやってきた。担任のC先生の紹介だという。母親が言うには、A子は中学時代から化粧が目立ち、学校で注意されることが多かった。高校に入学してますます過激になり、「茶髪」＋「ガングロ」＋「鼻ピアス」＋「耳ピアス」状態になった。担任や生徒指導の担当教員が再三注意をするが聞き入れない。高校側は親を呼びつけて注意するよう促すので、母も叱るが、本人は聞く耳を持たない。母の言葉に逆ギレしてしまうことも多いと言う。
　「このままでは退学になるよ」と母が言っても、「別にそれでいい」と、とりあわない。なんとか高校だけは卒業してほしいと願っている母としては、そこで黙りこまざるをえない。
　A子はすっきりした顔立ちの美少女で、ガングロとはいえヤマンバではなく、私も不快な印象を受けなかった。ただ、いかにもこちらをウザイと感じている表情に加え、どこか元気がないのが気になった。こんなところに連れてこられて投げやりなのは分かるが、どうもそれだけではない……。
　母は内向的でまじめな人で、学校から言われたことを忠実に守ろうとするタイプのように思われた。
　<u>私には化粧をする・しないをめぐって論争をするのは時間の無駄</u>(1)に思えたので、そこには介入しないことにした。そこで開口一番「誰が何と言おうと、あなたはその化粧をやめる気はないんでしょう？」と決めつけた。
　A子は「うん」とだけ言って黙った。
　<u>「でもこのまま行くと……」と私は言葉をつないだ。「よくて何らかの処分、悪けりゃ退学だよね」</u>(2)。
　……A子は無言。
　「要するにあなたはB高が好きじゃないわけね。いつから嫌いになったの？」
　この言葉には少し反応した。「入ってスグ……かな」
　「入る前は？」
　「もう少しましだと思ってたけど」
　「入学前にオープンスクールにも行って」母が口を出した。「気に入ったような様子だったんですがねえ。ところが……」
　<u>私は母の方には向き直らず、重ねて尋ねた</u>(3)。「……で、まあ、行く気が

ないわけと……やめてどうする？」

　やがて彼女は九州のある県名を口にした。彼女は中２の終わりまでその土地の住人で、そこでは楽しく暮らせていたから、「一人でそこに戻る」と言うのだった。

　あてがあるのかと私が訊くと、女の子っぽい愛称Ｄを言い、その子と今でもメル友で「いつでもおいで」と言われているから、「彼女の家に転がりこんでバイトでもする」と言う。Ｄについてあれこれ話すうちに、Ａ子の表情は少しずつ明るくなってきた。

　そこで私は向き直り「……ということですけど、知ってました？」と母に尋ねた。

　「はい。中学時代の仲良しで、クラブで一緒に活動していたんです。私たちがこちらに来てから、彼女の方がこっちに来たこともあります。お母さんも気さくな人で『いつでもいらっしゃい』と言ってくれています」

　私は再びＡ子に訊いた。「Ｄは何しにこっちに来たの？」

　「Ｄも高校で友達ができないから、ほとんど行ってないんだ。……気分が悪いと言って、こっちに遊びに来た」

　「そうだよな。今、高校がおもしろくない子、すごく多いから。……じゃあ、一個貸しを作ってるわけだから、あなたが行っても悪くないね……家も広い？」

　「うん。十分私のいる場所はある」

　「でも、いきなり半年とか１年転がりこむっていっても、向こうには向こうの都合があるだろうし、ほかに家を離れるあてはないの？」

　「……」

　「ええと、お母さんは何人兄弟？」今度は母に尋ねてみた。「姉が一人、Ｅ県にいます」

　それから私は血縁・地縁で<u>転がりこむことができそうな資源をいろいろと母に訊いてみた</u>(4)。どうやら、父親の両親が北海道にいて、そこが最も可能性が高そうである。

　「あんた、小さい頃は北海道が好きだったじゃない」「もう、何年も行ってないよ」

　母と娘が会話を始めた。

「おじいちゃんとおばあちゃんはいつでも来たらいいよって言ってたよ」
「あそこはおじちゃんがいる。うっとおしい」「おじちゃんはもう滅多におらんはずよ」

　私は２人の会話を聞きながら、「緊急に解決しないといけない問題はなさそうなこと」「彼女は当地を離れたがってはいるが、即座に実行するところまで気持ちが煮詰まってはいないらしいこと」「話題さえ間違えなければ母子の対話は成立しうるし、娘もそれを望んでいる」と判断した(5)。

　ひとしきり母娘が話し合ったようなので、私はもう一度Ａ子に尋ねた。
「あなたは多分彼氏がこっちにいるわけだよね」
「うん」
「九州に行きたいという話は当然してるんだろうね」
「うん」
「あなたが九州に行ったら彼氏はどうするって言ってる？」
「九州に来るって言ってる」
「高校生？社会人？」
「社会人」
「本当に来るの？　ほんとかなあ？」

　彼女は少しキッとなって言った。「来るって言ってるもん」

　つまり、九州で彼氏と合流する準備ができるまでは、スグに行動を起こさずに待っているということのようである。

「なるほどね。あなたが九州に行きたいわけはよく分かった。ただこんなことは、耳タコで言われてきたと思うけど、バイトするにしても専門学校行くにしても高卒はいると思うよ」

　彼女はさほど不快そうな表情にはならなかった。そこで私は続けた。

「まあ、どっちみち行かないとしても、通信制と定時制についての情報をお母さんといっしょに集めておいたら？　通信制や定時制なら多分化粧もオッケーだと思うし。……それにしても今、１年の２学期の終わりだよね。あと３学期行っといたら、単位的にも得だと思うけど」(6)

「今とっている単位が使えるのかな？」初めて彼女が自発的に質問した。

「たいていはそう。１年の終わりまで行っといたら、定時制にしても通信制にしても２年からになるだろうね。今、退学したら多分１年の最初からだか

ら、1年の無駄になる」
「ふーん」
「まあ、あなたがどういう処分をされるかは、校長の考え方次第だね。B高はおっきい学校だし、いろんな子がいるから、校長の耳にまではまだ入ってないんじゃないかな。きっとあなたは校則には全然従わないけど、いいところもあるとC先生は思っていて、内部扱いにしてくれてるんだと思うよ。それが3学期終わりまで持つかどうかは……保証できないけど」
　母が言った。「そうなんです。C先生も『ほんとだったら即処分なんですけど、なんかちょっと違う感じがするから、何とかならないかって思ってるんです』と電話で言われていました」
　母の言葉に娘は少し意外そうな顔をした。
「そうか。だからC先生はあなたをここに紹介したんだよ。じゃあ、どうするかな。今日、ここにきた結果を、C先生はお母さんに尋ねると思うんだけど……」
　A子は黙って私の顔を見ている。
「お母さんは、C先生に私に電話するように伝えてくれませんか」
「わかりました」
「それで……どう言っとこうか」私は注意深くA子を観察しながら、言葉をつないだ。「まず、『先生が思ってらっしゃる通り、A子さんはとてもいいところのある人ですね』と言ってから、『ただ、先生も感じてらっしゃるとは思うんですけど、A子さんは化粧はやめる気がないし、やめなさい・やめませんでけんかするのもお互いに気まずくなるだけだから、とにかく学年末まで待ってください。それから処分するかしないかをはっきり決めるのがいいと思いますよ』って言おうかな」(7)
「……」やはりこの話題への反応は良くない。
「毎朝、担任と言い争いをしたい？」
「……いやだ」
「元々やる気ないのに、余計いやなことが増えるだろ？」
「じゃあ、それでいい」かろうじてA子は同意してくれた。どうもC先生を持ち上げたのがまずかったらしい。
　その後、私はもう一度話題を戻して「彼女の『転がりこみ願望』を父が知

っているかどうか」、「その希望を彼女が父に言いだしたらどう反応しそうか」、「実際に転がりこんで本当にDとうまくやっていけるのか」その他をあれこれと尋ねた。A子の口は再びなめらかになった。

最後に私は「せっかく行くんだったら長続きする方がいいし、そのためにはお金もいることだから味方を増やしておく方がいい。たぶん、ここにいるお母さんも九州のことは半信半疑で、まだ『困ったなあ』と思っていると思う。でも全面的に反対という顔はしてないから、あなたの態度によっては味方になってくれる可能性はありそうだ。ヤケクソで言っても反対されるに決まってるから、ヤケクソにはならんように」とだけ助言し、初回の面接を終えた。

その後、母娘は3回やってきた。「けんかは続いていてしょっちゅうキレるけれど、登校は続いている。きのうけんかしたばかりで、今日ここに一緒に来れるのかなと心配だったが、朝になったら来る準備をしていた」と母はまんざらでもなさそうに言った。

やがてA子は一人で来談するようになり、化粧もやめて小学校の頃から感じていた劣等感を口にしはじめるのだが、そこからはまた別の話になる。

2．事例の解説

さてこの面接は、学校側は「過激な化粧をなんとかやめさせたい」というニーズで、母親は「なんとか高校だけでも卒業してもらいたい」というニーズで、本人は「（少なくともこの時点では）まったくニーズがない」という状態で始まった。

思春期の事例ではこういうことはしばしばで、結果的にニーズをうまく発掘できぬまま本人が来なくなり、母親とのため息混じりの面接が続いたり、眉間にしわを寄せた学校関係者へ助言を行うことになりがちである。ことにいわゆる精神科特有の症状がない場合には、「見守りましょう」という形の建前的な介入になってしまう。

本人がどうしても来ないならともかく、初回には連れてこられることも多いのだから、親面接になってしまうのは残念である。おそらく本書を手に取っているあなたは、多少なりとも本人にかかわりを持ちたいと思っているだ

ろう。
　この事例ではあまり巧くやれていないが（A子の沈黙、という窮地に何度も陥っている）、何とかA子に「ここ」が不快な場所ではないことを感じさせ、彼女のニーズにたどり着くことができたので、来談が続いたのだと思われる。以下、下線部分について解説を加える。

（1）あえてそれを選ぶならともかく、不毛な論争はしない

　こうした事例は、教師や大人がさんざん咎めだてをした末に連れてこられている。「やめなさいvsやめない」の水掛け論、「やめなさいvs無視」というシナリオは、「またか」となるだろう。一方、「分かる、分かる」「あなたもしんどいのよねぇ」という、もの分かりの良いおばちゃん風の丸抱えも、ことさら私たちがやらなくても誰かがとっくにすませているか、いつか誰かがするのである。そもそもこの2つは、一見正反対のアプローチのようだが、近い位置で話をよく聞かずに上からものを言っているという点では同じである。

　おそらくA子の化粧についても、そうしたことばかり起きていたに違いない。そこで私はその話題は避け、やや強引に「やめる気はない」と決めつけて先に進むことにした。もちろん「なぜそうしているの？」と尋ねる方が一般的で、返事が役に立つ可能性もある。が、それでは面接のスピードが落ちて、面接時間内に扱える話題が限られてしまう。この時点では、A子にはニーズがないように見えたから、できるだけ広くサーチして、彼女が関心を示す話題にたどり着く必要があった。

（2）単純に予想される結果をはっきり述べる

　面接はできるだけ未来志向で構成したい。そのためには本人にとって不都合なことでも、必要ならはっきりと言ってしまうのが得策である。このような子どもたちには、言葉は悪いが「大人を舐めている部分」がやはりある。話がややこしくなっても、結局誰かが何とかしてくれるだろう、という打算もあるのだ。

　親の心情としては「退学」という話題は出しにくく、出せても「退学してからどうするつもり？」と糾弾口調になりがちである。学校側もひとたび

「退学」を持ち出せば、その発言に責任が生じるから、おいそれとは口にはできない。一方、私たちのアドバンテージは、第三者としての気楽さ、他人事（ひとごと）、つまり「退学しようと、どうしようとそれは『あなたの』人生」というスタンスに立てるところにある。

実際、高校や大学では、ぐずぐず学校にこだわるより、退学して「初期化」した方がずっとスッキリする人たちが大勢いる。そう思っている父親も多いのだが、母親との力関係から、「また、お父さんたら極端なことを」と取り合ってもらえない。

要は「退学」や「処分」などという言葉を、脅しや情に訴えかける手段としてではなく、可能性のある事実として淡々と使用することである。そうすれば自動的に、親サイドでも学校サイドでもないスタンスに立つことができるだろう。

(3) できるだけ本人を退屈させない

家族との同席面接、しかも初期のうちは、当人たちは白けた様子を装いつつも、「いったいコイツは誰の味方なんだ」とも思っている。そして先に述べたように、彼女たちは退屈する（かなりすみやかに退屈してしまう）とうっすらと解離（厳密には解離ではないが、それに近いメカニズムであろう）して、別の世界に逃げてしまう。だから込みいった話は後日、母親と1対1でゆっくりと行った方がよい。

退屈させないといっても、わざわざ本人の趣味の話題に合わせたり、ことさらラポールを意識した発言をする必要はない。むしろ、関係のない話題は極力避け、「あなたは当然自分の未来のことを考えている」というスタンス、すなわち大人扱いを心がける。もちろん、不登校になりかけて消耗している中学生や、内向的で対人関係が苦手な男子学生の場合なら、話は全く別である。

いずれにせよ、長い沈黙が返ってくることが予測されるような質問は、それを意図しているならともかく、できるだけ避けるということである。

(4) 利用できる場所探し、資源探索

問題行動というのは、それを直接見たり聞いたりするからつらくなるので

あって、見えない距離、知りえない距離まで遠ざかってしまえば、最初は気になっても、やがては慣れるものである。そもそも思春期を過ぎて、親と子が毎日顔をつきあわしていれば、諍いの1つや2つ起きるものであろう。諍いが次の諍いを生むという悪循環を止めるには、物理的な分離が一番よい。そして、こういうことも第三者でなければ言いにくいことである。

　当事者たちは、分離について大なり小なり葛藤を持っている。だから片方が分離を言い出せば、もう片方は逆に傾く。それが繰り返されれば、ますます抜き差しならない関係、すなわち分離できない関係に陥る。また学校側も、管理的な立場があるから、保護者に「かかわりを増やしなさい」というメッセージは出せても、「減らしなさい」というメッセージは出しにくい。

　さて分離を促すための資源であるが、話が建前論に陥らないために、具体的に利用できる資源を尋ねることが重要である。だが残念なことに、すでに親たちが少子化後の世代であるので、オジサンやオバサンは大変少ない。不況の影響で短期間、短時間雇ってくれるバイト先も少ないし、まして住み込みのバイト先となると、パチンコ店以外には滅多にない。私の経験では、母親が利用している美容院や父親のかつての同僚、地域の特定郵便局などは、候補先あるいは紹介者として尋ねてみる価値がある。

(5) 途中での見立て

　面接者は、初回面接の中盤で、一度その面接から出て（これは実際に休憩をとって部屋の外に出てもいいし、それが無理なら天井でも見て少し黙るといい）、状況を見立てる作業をする。

　親子がそろってやってきた面接であれば、特に注意深く観察しなくても、親子関係は見えてくるものであろう。ただし、その場で意見が対立したからといって、仲が悪いと決めつけない方がよい。面接の場で本人と違った意見を表明するのは心配しているからであり、そのような人こそ援助をいとわないものである。

　むしろ、一見調和しているような親子の方が、事態が大きく紛糾する可能性があり、気をつけておかなければならない。やがて2人の間に深刻な対立が生まれる場合もあるし、極めて重要な3人目が突如登場することもある。

(6) 損得勘定

　面接では、種々のレベルの価値観がどうしてもぶつかり合う。価値観について、面接者自身の想いが煮つまる前に、何か言わなければならなくなった場合には、「損得勘定」を暫定的に使うのが安全度が高い。相当意固地になっている人間でも、第三者に損得勘定を持ち出されると、かなり心が動くものである。(対立を丁寧に収束する場合は、第3章を参照)

　ただし、親子のどちらかがあまりにも損得勘定に固執している場合は、面接者の心情としてそれには乗れないから、「時間」とか「自然」の持つ解決力を賛美する諺などを持ち出すのがよい。だいたい諺は、価値観の両極に一人ずつ担当者をおいているから(「時は金なり」と「果報は寝て待て」、「三人寄れば文殊の知恵」と「船頭多くして船山へ登る」など)、よく考えるとばかばかしいものであるが、話し合いの決着にはばかばかしさが威力を発揮することも多いのである。正論を並べて親子をしょんぼりさせるよりも、少しとぼけた助言でもして、あきれられた方が数段良い。

(7) 正直な予行演習

　面接者が何か役割を引き受けるときは、過大な幻想を与えないためにも、具体的にどういうアクションをいつ誰に向けて起こすのか、どのような言葉を使うのか、はっきりさせておくことが大事である。できるだけ、本人の前で予行的に行って見せておくことが望ましい。

　面接の店じまいを焦って、ごまかしのニュアンスが混じると、せっかくのそれまでのやりとりが水の泡である。このあたりは、内容の如何より、面接者が正直になれるかどうかにかかっている。若い人たちが、このような刹那に人間の誠意を読みとるという習性は、今も昔も変わらないところであろう。

3. まとめ(光の当たっていない場所に光を当てる)

　それまで、周囲の人たちは「過激な化粧をするA子」に光を当て、何とかしようと苦心していた。この面接の前半で私は、「過激な化粧をするA子」ではなく、「B高に行く気を失っているA子」に光を当ててみた。すると後

半では「九州に行くつもりだが、まだちょっと自信がなくて言い出しかねているＡ子」が登場してくることになった。最初から目的地を決めていたわけではなく、大まかには「乗ってきそうもない」話題を迂回し、細かな点では「Ａ子のことはＡ子が一番よく知っているはず」という平凡な信条に従ってハンドルを切っているうちに、いつのまにか着いていたという印象である。

母親も「Ｂ高に行く気を失っている」ことに気づいてはいたが、化粧の問題があまりにも大きく学校からの圧力があったこと、また「Ｂ高に行ってほしい」という気持ちもあって、「やる気のなさ」に直面していくことができなかったのだろう。

もっとも、高校生になった子どものやる気の問題を、親が扱うのは極めて難しい。というより、高校生の「やる気」が親によって引き出されるとしたら、むしろそちらを問題視した方がよいかもしれない。古典的に言えば、人間のエネルギーはエロス的衝動（性的でないものも含む）を起源に持つから、通常の親子関係だけでは、その関係を破壊するためのエネルギーは生じることはあっても、いわゆる生産に向けた強いエネルギーは発生しないのである。

Ａ子に限らず、自分のお気に入りの姿形にならぬ限り、エネルギーが湧いてこない若者は非常に多い。ここでは十分に考察する紙幅がないが、その観点から見ると、Ａ子の行動もまた摂食障害や醜貌恐怖の系譜につらなる一表現と考えられる。

本章のまとめ

思春期患者によく見られる「対話の無視・回避」を乗り越え、彼ら自身のニーズにたどり着くまでの工夫を述べた。事例からも分かるように、彼らのニーズはしばしば大人の価値観からすると「とんでもない」ことである。むやみにそれに賛同して、いらない対立をあおりたてることは避けなければならないが、ちょっと胸に手を当てて考えてみてほしい。あなたは思春期の頃、「とんでもない」ことから学ばなかっただろうか？

昨今、世の中には防衛的な意識が浸透しつつある。すなわち、「無駄なことはしない」「失敗をしない」よう仕向ける圧力がかかっているのだ。こう

して社会は次第に懐の広さを失いつつある。だから若者たちは、一見自由自在に見えて、試行錯誤の機会を奪われてしまっている。

　私たちにできることは、一見無駄に見えることに目を向け、語り合いながら、そこからポジティブな可能性を引き出していくことではないかと思う。

·················· **Coffee Break** ··················

教わるって難しい!?
―立場がないなら立ち話でのりきろう―

　私が新人のときから4年ほど研修した病院では、一般外来は午前中で終わるため午後に時間をかけて面接する人の予約を入れていた。その日も午後に予約が1人入っていた。食べ吐きが止まらない人の初回面接から1週間後の第2回である。もちろん摂食障害の人を診るのは初めての経験である。さあどうしよう。何を話していいか、何を聞くべきかさっぱりわからない。いろいろと本を読み漁ってみたが、支持的に接する、家族面接を行う、行動療法が効果的など、うまくいきそうな事が書いてあり、その気にはなるも、いざとなると足踏みしてしまう。頭を抱え一人医局で悶々としていると、渡りに船とばかりに先輩医師が登場。これを逃すとカンファレンスも勉強会もなく、皆が日々の業務に忙殺されているためなかなか話す機会もない。早速相談してみることにする。

――先生、今から摂食障害の患者さんが来られるんですけど。
――どんな人？
――先週が初診の人で、20歳の女性なんですけど職場の人間関係にストレスを感じて半年ほど前から食べ吐きが止まらないようなんです。
――ほんで？
――どうすれば止まるようになるのかと思いまして。
――そりゃあちょっと急には無理よ。
　　そんなに簡単に止まったら誰も苦労はせんやろ。
　　ほんで前はどんな話したんや？
――えーっと、仕事の帰りに大量に食べ物を買ってしまい、家に帰ってからの食べ吐きが止まらないそうなんです。夜に時間があるといけないと思って夜のバイトもしてみたらしいんですけど、結局その帰りに買って帰

って食べ吐きするんで寝る時間が遅くなって、余計にしんどくなってやめたそうです。
——そしたら夜中に仕事しても明け方まで食べ吐きし続けんとって感じ？
——そうですね。
——なんか趣味とかないん？
——ほかに楽しみはないって言ってました。でも、ある俳優が好きでその人が出てるドラマは欠かさず見るって。
——それは週に何本くらいあんの？
——僕も詳しくは知らないんですけど2〜3本だと思います。
——じゃあ週に2〜3時間は夜も食べ吐きせずにTV見てるんや。あと朝まで起きとって眠くても会社に行くんやって？
——はい、忙しいので休めないそうです。
——じゃあ結構がんばる子なんやなぁ。なんか宿題だしたん？
——食べ吐きの様子を日記に書いてみてってお願いしました。
——やってきてくれそうな感じ？
——そうですね……、多分やってきてくれると思います。
——ほんなら今日はまずその事について話したらええんとちゃうん。
——その事っていうと……？
——日記が毎日つけれた事に関して「ようがんばってんな」とか「どうやったら毎日つけれるん？」でもええし、食べ吐きについて「これ食べたら吐きたくなるんやな」とか「こんなときに吐いちゃうんだ」でもええし、それこそ「こんな事してるときは食べ吐きしないんだ」とか、日記つける前と比べて「こんな所が違うんだ」って事でもええし。いろいろふくらましてみたらええんとちゃう？
あと君が一番困っている事は何かな？
——えーっと、困っている事は……。
——まずそれやな。面接中に自分が何に困ってるのか考えながらやってみたら？
——はぁ。

　ううむ、自分が困っている事なんて考えたこともなかった。困っているのは患者さんで、なんとかするのが医者だとばかり思っていたが、なるほど患

者さんをどうしたものかと悩んでいるのだから自分も困っているのである。さてさて困っている事はわかったけど、具体的に何に困っているのと言われたら分からない。そうこうしているうちに面接時間に突入。一生懸命考えならやるが当然答えは出ない。しかも余計な事を考えながらするのでなんだか面接も上の空で終わってしまう。あ〜あなんと愚かなことよ。いやいやしかし最初はみんなこんなものと一人落ち込み励ましていると、先ほどの先輩再び登場。

——どうやった？
——いやあ全然駄目でした。自分が一番困っている事も分からないし、なにより面接がうまくいきませんでした。
——どないしたん？
——日記はつけてきてくれたんですけど、あんまりどうやったら止めれるかって話にならなくて。
——なんの話したん？
——最初は職場の話ですごいがんばってるけどあんまり認められないとか、まあ上の人で少しは分かってくれる人がいるとか、あとは人間関係がいかに大変かって事を延々と話されてましたね。
——話してるときは本人はどんな感じだった？
——なんか取り付かれたみたいにぶわぁーって話てましたね。
——怒った感じとかつらそうな感じとかは？
——それはなかったですね。
——その話が済んだ後は？　すっきりした感じとかはあったみたい？
——すっきりまでは分かんないですけど。まあ少しはあった、かな。
——ふんふん、ほんでそのほかにはどんな話したの？
——えーっと、あとは……、先生が言われてたTVドラマの話ですかね。
——盛り上がった？
——そうですね、ひとつは僕も見てたんで。そこからタレントの話とかで盛り上がりましたね。
——結構芸能人とか好きな方なん？
——あんまり詳しくはないですね。顔と名前が一致しないことも多いですし。

──君のことやないがな、患者さんのことや。まあええわ。ほんでもええ面接すんなあ。
　どこでなろたん？
──えっ、習うってここしか研修してませんし。それに全然具体的に症状を扱う話にならなかったんですよ。失敗ですよ。自分の困ってる事ってのもわかんなかったし。
──ほんでも患者さんはいっぱい会社の愚痴をゆうてすっきりして帰らはったんやろ？
──ええ、まあ。
──ほんであんたとドラマから芸能人の話で盛り上がったんやろ？
──はぁ、そうですけど。
──十分やわ。わしでもそんなええ面接なかなかできへんで。次はいつ来んの？
──1週間後です。
──どうなってると思う？
──えっ？　そりゃあなんも変わらないと思いますけど。
──そうか。ほんなら賭けしょうか。患者さんがええ方向に向いとったら昼定食おごってな。もし変わってへんかったら飲みにつれってたるわ。

　言うまでもなく私はその日からどこに飲みにつれてってもらおうかとばかり考えていた。面接した当の本人が失敗だと思っているのだから、よくなるはずなどないと思っていたからだ。さすがの先輩も見立てを間違うことがあるもんなんだと、一人で妙に納得したりしていた。
　1週間たって3度目の面接終了。
──どうやった？
──びっくりしました。ここ数ヵ月毎日食べ吐きしていたのが、この1週間はない日が2日もあったそうです。自分で止めれるんだって思ってびっくりしました。
──ほんで？
──どうしてって聞いたら、ふらっと立ち寄ったビデオ屋でビデオ借りて見てたら、途中で眠たくなって寝てしまった日が、2日ほどあったんだそうです。じゃあ、がんばってビデオ借りて見ようということになりました。

——おお、ええやないか。上手いことやったな。ほな昼飯食いにいこか。
　——はい、行きましょう！
　もちろん私がとても気持ちよくお昼を奢らせていただいたのはいうまでもない。

　その後その患者さんは徐々に食べ吐きの回数も減り、症状の話をすることも少なくなっていった。もちろんそれは大変喜ばしいことであるが、はて、なんだか手放しでは喜べない自分がいるのもまた事実。いったい何がどうなったのか、患者さんが勝手に治ったのか、私がいいように立ち回ったのか、はたまた先輩にうまく使われたのか、自分なりに先輩とのやりとりについて振り返って考えてみたいと思う。

立ち話①

　まず入りである。どうすればいいか聞いているのにいきなり、そりゃあすぐには無理よ、と返されている。この一言で私は相当楽になっているに違いない。気がついてないけど。それは、なんとかしないといけない、しかもできるだけ早く、というプレッシャーから解かれているからである。しかも何か的確なアドヴァイスを期待しているのにいきなりこの一言で、えっ？と言う感じで肩透かしをくらっている。これでこの後何がくるんだろうという感じで、完全に先輩のペースにはまっている。

　次に症状がどんなものかというと話はさらりと流し、いきなり趣味の話をしている。しかもTVを見ている間は症状がないという事と、夜中に仕事しても食べ吐きが止めれない人というのから夜中に食べ吐きしてもがんばって会社に行く人という事に置き換え、がんばれる人なんだという事を伝えている。このあたりでも、自分がなんとかしなければいけないと思っている私は、完全に腑に落ちているわけではないが、本人が自分でがんばれるところがあるのかなあぐらいは考えるようになっているであろう。

　最後に細かなアドヴァイスとして日記の話をしてみたらと言っているが、これは症状をめぐる話ばかりで硬直していた初回面接から、緊張を和らげることを優先させたものであろう。同時にいろいろと話をふくらましてみたら、と言うことで私に対してもちょっと気楽にいったんでいいよと伝えているの

である。また日記についての話をする、という非常に具体的な方法を提示することで、よし、じゃあまずそれをやってみたらいいんだ、という気にさせ、私の不安を解消しモチベーションをあげることにつながっている。さらに私が一生懸命考えて結果として面接への集中度が下がることを見越して、面接中に困っている事を考えなさいといっている。これは見事に奏効し、患者さんが自在に愚痴をこぼし、しかもタレントの話で盛り上がることまでできたのである。そのときの私は不本意な面接と思っていたけれど。

立ち話②

　私は全く上手くいかなかったと思っていた。やはり症状をなんとかせねばという思いは強く、その部分が直接話題にできなかったのは駄目だと考えていた。しかしなぜ駄目だと思っているかにはあまり触れず、患者さんが愚痴をすっきりするまで言えた事、タレントの話で盛り上がれたことがとても良い事はであると評価している。この事をやはり私は手放しで受け入れられずにはいるけれども、それでも評価してもらったことを喜ばないはずはない。そして少しずつではあるが症状をめぐる冒険だけが面接ではないのだなぁと思うようになっていくのである。

立ち話③〜その後

　自分がなんとかしないとと思う気持ちが強かったのではあるが、2回目が失敗していたと思っていたのもあって、ここで良くなってきたのは本人のがんばりだと考えていた。しかし上手いことやったなと手柄を自分のものとしてもらい、輪をかけてハッピーな気分になったのである。

　振り返ってみると2回目が終了した時点で、先輩は患者さんが良くなることを確信していたのだろう。いや、待てよ、あのやりとりを聞けば誰だって良くなることを想像するであろう。じゃあやっぱりあの昼ごはん代は払うべくして払わされたのか！　えっ、勉強代だって？　しかも気分よく払ってたからいいだろうって？　いえいえ先輩、一度や二度じゃないですよね。あ〜、どうりで小遣い少ないって嘆いてたわりにはよく飲みにいってたはずだ。ほら、ちゃんとここまで分かるように成長したんだから返してくださいね、先輩。

第 5 章

「学校」との連携
― 学校を上手に利用するには ―

　筆者は現在、高校で教育相談を担当（注1）している中堅どころの教師である。縁あってほぼ毎週開かれている「思春期カンファレンス」に参加してもう十数年になる。学校という場にいる身として、精神科・小児科の医師が思春期・青年期の患者さんたちに治療を通してかかわっている姿は、学校現場で子どもたちと接する私たちにも、いろいろな点で「気づき」を与えてくれている。また、カンファレンスの場で意見を求められ、教員としてごく当たり前のことを述べた際に、しばしば「なるほど、学校ではそうなっているのか」などと感心され、こちらの方がかえって驚く場合もある。

　思春期を中心とした子どもたちにとって、日常生活は「学校」を離れてはありえない、と言ってもよい状況にあることは、いまの大人たちの小さい頃と比較してもほとんど差はない。むしろ、種々の学校不適応症状を訴え、子どもたち自身やその両親などが精神科・心療内科などのドアを開けることの増加している昨今、そうした状況についての評価はひとまず置くとして、子どもたちにとって「学校」の持つ意味合いは、かつてよりも重くなっているという見方もある。

　こころが傷ついたり病んだりして助けを求め、精神科を訪れている子どもたちや保護者を通して見ていると、ややもすれば「学校」とか「教師」といった存在は権威主義的（わからずや）であったりして、やや（社会的な標準からして）ズレたものとして医師の目に映ることがあるかもしれない。しかし、増加してやまないといわれる不登校の生徒も、その出現率の最も大きな都道府県においても数パーセント以内（5％未満）であり、大多数の子どもたちは毎日学校に行くことを基本的に楽しみにしているという事実をまず再確認してもらいたい。

また、1995年度から始まった文部科学省による「スクールカウンセラー事業」（注2）の進展や、各自治体の教育支援活動に伴って、学校現場で臨床心理士や精神科医といった、教師以外の（外部の）援助者が子どもたちのこころを支える上で有意義であることが次第に浸透しつつある近年においては、学校（教員）と精神科（医師）との垣根はかつてよりもかなり低まっていることは確かであろう。

　精神科の医師として、子どもたち（やその保護者）の治療にあたる際、ときどき、背後にある「学校」という存在に目を向けてみてはいかがだろう。患児たちの病因・誘因として働くこともある一方で、治療的に使えないか、という発想で見ていけば、けっこうな資源になるケースが発見されていくと思うのだが。何より、教師というものは、子どもたちや保護者の役に立てる場合には本当に一生懸命に取り組もうという本能（？）を有する人が大多数であるのだから。そして、子どもたちを取り巻く「友だち」の存在も大きい。ぜひ、私たち「教師」や「学校」をうまく利用していただきたいと望む次第である。

（注1：学校で教員はいわゆる「教科指導」のほかに、教務、生徒指導、進路指導などさまざまな「校内分掌」を係として担当している。「教育相談」というのはかなり多義的な用語であり、小・中学校では単に担任の先生と生徒が個別に面接をすることも指す。高校では、悩みを持つ生徒や保護者とカウンセリング的に接する立場の教員数名を「教育相談係」と称することが一般的。）

（注2：公立中学校を中心に、週8時間・非常勤の勤務態勢で全校に外部の「カウンセラー」を配置しようという計画。順調に進むと2005年前後には中学校でほぼ全校に臨床心理士が配置される予定。なお、小学校には近くの中学校からの「派遣」という形をとることが多い。高校では生徒の発達上の特性から、精神科医が「カウンセラー」として任命されている場合もある。）

1．学校という世界

　ひとくちに「学校」といっても、小・中学校そして高校はそれぞれかなり異なった世界であることを認識しておく方が賢明である。それぞれのシステムについて基本的な理解を持っておくことで、より有効な「利用」が可能に

なるのだから。では、順に見ていこう（ここでは、一般的な公立学校を想定しているが、地域によってかなりの差があることも付記しておく。また、私立学校では公立学校と異なり、基本的に転勤がない、すなわち学校の雰囲気が変わらない傾向があることを知っておくと役に立つかもしれない）。

(1) 小学校〈学級王国〉

　教育関係者が小学校の特徴をひとことで表すとき、よく使われるのが「学級王国」という語である。用いる人、また文脈によっては誇らしげな響きを持つときと、逆に批判的（自己卑下的）なニュアンスが伴う場合とがある。

　小学校の教員は、その多くが学級担任すなわち「学級の王様」である。少数派として、「専科」といわれる音楽や家庭科を担当してクラスや学年をまたがって教えている教員もあるが、学級担任はそのクラスの子どもたち（三十数人）を相手に一日のうち大半の時間、授業を含めて一人で対応している。

　近年、マスコミの報道などで知られるようになっている「学級崩壊」は、小学校によく見られるのだが、それはこの「学級王国」という特性から発しているのではないか、と筆者は感じている（中学校・高校ではいわゆる「学級崩壊」という現象はそれほど起きているとは聞かない）。

　小学生の子どもたちにとって、担任の教師はうまくすれば素敵で魅力的な、自分たちを引っぱっていってくれる「いい王様」であり、時として両者の関係がずれたりすると、一日中忍耐を強いられる「専制君主」にもなりかねない存在なのである。

　担任教師の側に立つと、自分のクラスの子どもたちといい関係が持てれば、少々忙しくともその1年は幸せに過ごせるし、そうでないときは結構ハードなものとなる。特に、他の学級（王国）とは独立した「王国」を経営している教師は、他学級と横並びで比較・評価されるわけで、基本的に自分のクラスの問題は一人で背負わなければならない立場なのである。

　以上のことがらを踏まえたうえで、あなた（医師）の前に来ている子どもの話を聞いていけば、いろいろと有益な情報が得られるであろう。担任の先生と子どもの関係が良くない、と感じられる場合でも、①その子と母親（父親）との関係をその子が担任との関係に投影しているのかもしれないし、②担任が自分の内面の問題をその子との関係に反映させていることもないこと

ではない。

　子どもや親を通しての担任や学校の情報は、時として偏ることもある。学校関係者からいくつか事実関係を確かめてみたい場合、例えば電話をする相手として、あなた（医師）は次のうちの誰を選ぶだろうか。a担任教師、b養護教諭、c教育相談係の教師、d教頭、e校長から選択してほしい。

　正解はe（もしくはd）。小学校の場合、学校全体の規模がそれほど大きくないこともあり、担任教師は自分のクラスで困った事例があると、校長からのアドバイスをもらうことが一般的である。また対外的な交渉を行うのは小学校では校長の仕事でもある。cのような立場の教師は、小学校においては実質的にはあまりいない、と考えた方がよい（なにせ学級王国だから）。ただ、都道府県によって、また隣接する地域でもこの役割についてはかなりの差があることも気にとめておきたい。

　校長との話の結果、その後の主たる窓口がd教頭やb養護教諭またはa担任教師になることはありうるが、最初の入り口としては、担任を越えてもまずは校長にあなたの意図（その子のため、ということ）と熱意とを汲んでもらって、信用を得ることが、その後の治療においてもプラスに働くだろう。また、キーパーソンは校長先生との話で決まっていた人と違うようになることもある。

　ただ、ひとつ留意しておいていただきたいことがある。筆者も稀にしか耳にしない（中学・高校については今のところ経験してはいない）のだが、小学校（校長・教頭）によっては、子どもの問題はすべからく教師が「全力を傾けて」解決に向けて努力すべきであり、外部のカウンセラーや医師に相談するなどというのは「教育の敗北」であると信じている「教育者」が時としているということである。そういう「信念」をお持ちの人に、説得を試みるのはあなた（医師）にとっても、ほとんど益するところはないだろう。そうした「先生」に当たったときには、しっかりとご苦労をねぎらい、「もしも何かご協力できることがありましたら、遠慮なくご連絡ください」という言葉をお贈りしておくことである。もしかして、本当に「困った」ときには電話などであなたに相談を持ちかけ、良い結果がもたらされれば、それをきっかけにその先生も医師に相談することをよしとするように変わってくれるかもしれない。

(2) 中学校〈学年別連邦〉

「荒れる14歳」は中学2年に相当する。校内暴力・いじめ等の問題が中学校における最も大きな関心事に数えられるようになって久しい。現在までのところ、たとえ少年院に送致されるような事件を起こした少年がいても、一定期間が経つと再びその学級に戻ってくる制度である以上、中学校の教師たちは学年ごとにスクラムを組んで互いの身を守らねばならない。そう、中学校での専らの関心事は「生徒指導」なのだ。

「不登校」は、どういう位置づけをされているだろうか。40人学級1クラスあたり1人ないし2人、年間30日以上学校に顔を見せない子どもたちがいるわけなのだが、教師サイドにすれば、彼らは（多少の語弊を容赦していただければ）「問題のない」生徒たちなのである。元々、小学校同様、義務教育という名のもと、どんなに長期にわたって学校を休んでも、所定の年限が過ぎれば「卒業証書」を授与してもらえる（望まない立場の人にしてみれば「授与されてしまう」）制度である上に、近年では文部科学省が不登校を「誰にでも起きうる」と容認（？）したかのようにも受け取られる見解を示したことも、「あえて学校に引っぱらない」傾向を後押ししたのかもしれない（米国の多くの州では、義務教育年齢の子どもを無為に家に留まらせておくことは、一種の児童虐待とみなされているのだが）。（この本が出版されている頃には、おそらく文科省も多少方針を変えていっていることは予想される）

以上のように、中学校では、不登校（非社会的問題行動）よりも非行（反社会的問題行動）の方が、教員を悩ませているのがポイントであることをぜひ認識しておいてほしい。不登校のような問題では、いわゆる1対1の「（個別）治療モデル」を中心に援助方針を考えていくのが標準的な場合が多いだろうが、非行傾向の生徒の問題については、本人のみならず、周囲のさまざまな関係者のことを考えに入れていろいろと発想をめぐらすことが求められる（ある意味では、ケースワークにも似ている）。こうした視点があれば、中学校の教員から助言を求められた際など、より現場感覚に即したものが示せるだろう。

あなた（医師）が、中学生の子どもを診察していく上で、中学校（教師）と連携をとっていくときは、誰がキーパーソンだろうか？（小学校の場合の

選択肢a〜eのうちから選ぶと？）……中学校では、d教頭先生を指名するのが正解となる学校が大多数である。生徒についての問題全般に、統括責任者としてかかわるのが教頭、そして教頭のもとに実務的に働いてくれるのがその子どもの所属している学年の主任（学年主任）と担任、という形になるだろう。ただ、継続してある生徒にかかわっていくときには、やはり担任と連絡をとっていくことは大切である。

　多くの公立中学校では給食というものがある（小学校も）。この時間には「給食指導」ということで、担任教師は自分の教室で、子どもたちと一緒に昼食をとる。例えば、ある種の摂食障害を訴えてあなたの診察室を訪れている子どもが、この給食時間にはどのような行動をとっているのか、友人たちの間での表情はどうか、など、担任教師から情報を得られることもあるのではないだろうか。

　またケースによっては、担任・学年主任・養護教諭・教育相談室の教師・そしてスクールカウンセラーとともに1つのチームを組んで、子どもについての問題に対処していくことが求められることもあるだろう（リストカットやシンナー吸引など、身体を傷つける行動化を伴う場合など）。そういう場合、病気の専門家としての医師はチームのリーダーになることが多い。あなたがいくら若くても、教員集団からはそうした位置づけがなされることをよく理解しておいてほしい。

(3) 高等学校〈教科別合衆国〉

　小・中学校では、地域性や学級規模による差を除いてはほぼ均等な集団が形成されているが、高校になると学校ごとにかなり異なった色合いを持つことになる。

・A普通科校
　公立高校の全定員の約半数を占めるのが普通科である。基本的に大学への進学を目的とする教育課程が組まれている。特定の大学・学部に進学するのは、18歳人口が減少しつつある現状でもやはりかなりの努力を要求される。
・B専門高校（職業高校）
　商業・工業・農業など専門科目の学習時間が全体の半分程度を占めるカリ

キュラムが組まれるのが一般的。大学・短大や専門学校への進学者数が増加傾向にあり、就職者数を上回る学校もある。
・Ｃ 総合学科などを持つ、いわゆる「ニュータイプ」校
　普通科・専門科から生徒がかなり自由に科目を選択できたり、進級に要する種々の条件を緩和したり、と、さまざまな試みが実施されている。高校再編に伴い、全国的に増えつつある。

　Ａ～Ｃいずれのタイプにも共通するのが、見出しにも掲げたように、「教科別合衆国」とも言うべき特質である。中学校と比べ、「教科指導」に重点がある、ということでもある。普通科においては英語や数学、国語などの教員数が多く、工業科では工業の教員数が多くなるわけで、当然といえば当然のことでもある。ただ、その教師がいずれの学校種に所属していて、どの教科の担当であるかを知ることで、学校での立場におおよその見当をつけることは可能となる（例えば、芸術科や家庭科の教員はだいたい小さな「州」に属している）。
　高校が小・中学校と最も異なるのが、「単位」による進級制度である。1年のうちに必要な教科の単位を修得しないと次の学年に上がれない、というシステムのことをいう（学年ごとではなく、卒業までに取ればよい、という学校もあるが、まだ少数派である）。
　授業科目ごとの欠課時数が全体数の3分の1を超えると、その科目の単位は基本的に認定されず、修得単位数が一定の水準を下回ると進級できなくなるという規定を持つ学校がほとんど。一方、単位数とは別に、欠席日数が出席を要する日数の3分の1を超えても、やはり進級は基本的に不可能となる。
　具体的な例をあげよう。5月の連休あたりから欠席が続くと、2学期の初め頃（9月末あたり）でだいたい欠席日数が規定をオーバーする計算になる。欠席を続ける場合、授業料を払わないですむのが「休学」制度で、3ヵ月以上の期間で申請できる。ただ、不登校の生徒で「休学にすると、何だか学校とのつながりが切れたような感じがする」という理由で、特に休学を申し出ない生徒もある。
　高校の場合、この「単位（進級）認定」が危うくなってくると、担任教師や学年主任から本人ないし保護者に電話連絡または家庭訪問が行われる（基

本的に高校での「家庭訪問」はこのように何らかの問題がある場合に行われることも知っておくと参考になる）。

　もうひとつ、義務教育段階と高校で対応が違ってくるのが、生徒の「反社会的行動」（非行）である。厳重注意、謹慎、はては退学までの指導・処置（一般の用語でいうと「処分」？）が各学校の規定によって行われる。この「指導」件数は学校によって大きく差があり、毎日のように「指導」を実施しているところから、1年を通して数えるほどしかない学校まで幅広い実態がある。細かいルールについては、学校ごとにかなりの特色があるので、ぜひ担任の先生と連絡をとっておいてほしい。

　これまで述べてきたことからすでに察せられたかもしれないが、あなた（医師）が高校に連絡をする場合は担任教師か学年主任にしていただくのが妥当なところである（教頭・校長には必要に応じて報告がなされる）。養護教諭や教育相談の教師が積極的に関与してくれることもある。

　高等学校では、全日制のほかに定時制・通信制の課程があることも承知しておいていただきたいところである。全日制で単位が不認定になったりした際、定時制・通信制を担任の先生が勧めて、それについてあなたに助言を求めることもあるかもしれないから。

2．連携の実際

(1) 精神科医と学校の連携例

　ここに紹介するのは、筆者が以前勤務した高校で、不登校症状を示した生徒をめぐり、精神科の医師と連携をとりつつ、保護者と担任教師を支えていった例である（実際の事例とはポイントを損ねない程度に内容を変えている）。

　来談者：普通科高校1年生男子の母親（40歳代）
　主訴：子どもが学校に行かない
　家族：両親と本人。父親は県外に単身赴任中（50歳代）。
　これまでの経過：夏休み以降、全く学校に行かない。1学期の終わり頃の授業で担任教師（30歳代・男性）が指名した際に奇声を発し、それ以降担任

からの声かけには反応しなくなった。

　不登校が始まった9月以降、担任が家庭訪問しても全く会おうとしない。不登校状態が2～3週間続いた頃、担任教師に筆者が教育相談担当者として話を聞いた。担任としてどう対応したらいいか分からず困っているということで、筆者が母親とコンタクトをとることになった。
　担任の訴えは「母親も言っているように、小さいときからの育てかたが良くなかったことで、周囲の人たちとの意思疎通がうまくできていない。最後に話した1学期の終わりのときでも、こちらの話に対してあの子は私を教師とも思っていないようなぞんざいな口のきき方をする」と、やや（本人に対して）ネガティブな感じ。
　母親と面接すると「私の育てかたが悪かったのだと思います。でも、中学校までは学校を休むことはなかったのですが」。こちらも「子どもへの対応の仕方がよく分からない」と訴える。父親は、月に1回くらい自宅に帰ってくるものの、本人に対しては強圧的・一方的に自分の考えを押しつけるタイプ、とのこと。心配なのは、中学校の半ばから本人の話しかたが、時として叫び声をあげるような奇声になっていること。それが何かの病気ではないか、という点。
　筆者は母親の話を聞いていて、①家族関係の修正が必要なのかもしれない（家族関係の歪みが子どもの症状として現れている可能性がある）ことと、②母親が心配しているように、ある種の病的なことがかかわっているかどうかについては医師の見立てが必要だろう、という2点とともに、ふだんからしばしば参加している大学病院のカンファレンスの精神科・A医師の姿が心の中に浮かんできていた。「A医師なら、良いアドバイスをしてくれるだろう」という確信を持ちつつ、母親に「よろしければ、大学病院の思春期外来に私の信頼しているA医師がいらっしゃるので、お母さんの心配している点を確かめることを含め、相談に行かれてみてはいかがでしょう」と勧めてみた。
　家で子どもとの対応に疲れていた母親は筆者の提案に同意し、早いうちに行ってみます、と答えた。その日の夜にあったカンファレンスの後、A医師にごく簡単にいきさつを伝え、母親が来院してきたときの対応を頼んでおい

た。

　翌日、担任教師には、これまで子どもに対して親身にかかわってくれたことをねぎらいつつ、医療サイドからの援助もお願いすることにしたことを伝えた。担任は少し安心した様子で、今後とも、もしできれば筆者に母親との応対をしてもらえないか、と依頼してきた。「どうも、私はこういう問題が苦手なもので」(注3)。そこで、事務的（教務的）な連絡は担任から定期的にしてもらうこととし、母親と学校で相談するのは主として筆者、という役割で互いに情報交換していく方針を立てた。

　1週間後、母親から電話があり、「いま、大学病院でのA先生とのお話が終わったところなんですが、これから学校のほうにおじゃましていいですか」という申し出を受け、夕方から面接を1時間程度行った。A医師から、子どもの様子は直接診ていないので微妙なところはあるが、母親の話からは病的という印象は受けない、ということと、何より母親が家の中で明るくふるまっていくことが大事なんですよ、と勇気づけられたことが語られた。2週間程度の間隔で、定期的に母親が通院することになった、という。

　この日から、母親は思春期外来に通院した帰りに学校に寄って、筆者とだいたい1時間の面接をしていくこととなった。「きょう、A先生からはこのようなアドバイスをいただいたのですが、ちょっとまだよく飲み込めていないようなんです」などと問う母親に、「A先生の意図はこれこれ、という意味ではないのですか。例えば、……」といった感じで、より具体的な、子どもとの受け答えの仕方などを提示してみせていったりした。

　2学期も後半に入り、次第に落ち着きと明るさを取り戻していった母親から、「子どもに対しても、ちょっと私の話のしかたが変わってきたように思います。今までは、何かにつけて子どものために、ということで、先回りをしてやってきすぎたようです。このごろ、やっと少しずつ、あの子の私への訴えをゆっくりと聞いてやることができ始めました」などということが語られだした。週末には単身赴任中の父親と電話でやりとりをしているそうだが、「次の診察日には私も休暇をとってA先生にお会いしてみようか」と言うようになってくれたと、嬉しそうに話した。母親と子どもの関係が少しずつ変化していっていることで、離れたところにいる父親にもA医師への信頼感が生まれてきたようだった。

実際にA医師と会ってから、父親自身もそれまでの「硬い」態度が少しずつほぐれ、子どもに対しても「ちょっと待って」話を聞いてやることができだし、だんだんと家族全体が柔らかな雰囲気に包まれていくのを、筆者は母親との面接を通して感じとっていた。冬休みの後、出席日数が限界に近づきつつある中で、子どもはなんとか学校に復帰していくことができた。

　（注3：学校の教員には、この担任教師のように、心理的な問題を抱えた生徒や保護者との対応に自信が持てない、という人もいる。この例のように、そのことを率直に言ってもらえる方が、教育相談担当者としてはありがたい。）

　この事例の場合、連携の中で筆者は学校の教育相談係として精神科の医師を母親に紹介し、治療の主導的な立場はA医師にとってもらった（学校においては、良くも悪くも医師の発言は重要な役割を担うものだから）。一方で筆者は母親との面接時にA医師の意図をよりかみくだいて解説していった。また、家庭での状況など、最小限の（差し支えのない）情報は担任教師や学年主任に伝え、学校での子どもへの対応を考えたり、学校での様子をA医師に伝えたりするなど、学校とA医師との間でコーディネーター的な立場をとっていった。

　母親が率直に（指導的立場の）A医師のアドバイスを受け入れつつ、上手に筆者に援助を求め、家族の状況をより良く改善していく中心的な存在になれたことが、子どもの不登校という一種の危機状態をうまく乗り切った第一の要因であることは言うまでもない。

　学校に通う子どもがある「症状」を示した際のこうした母親の動きに、筆者は気づかされるところがいくつかあった。今回は母親はまず筆者（学校関係者）から紹介されて医療機関のA医師と会うことになったのだが、ここでは立場を変え、最初に医師のもとに母親が来た場合を想定し、いくつかのポイントを示してみたい（大前提として、学校と連携をとることの了解をクライアントから得ておくことはもちろんである）。

①来談者（相談に来た人）の自主性・自発性を尊重しながら、学校内でのキーパーソン（中心となって連携をとっていく人）を考えていく。クライアント自身に選んでいってもらうことも一つの選択肢になる。

②医師としての守秘義務は当然厳守しなければならないが、学校と連携をとっていく場合には、ケースごとに効果的な情報交換を行うことが求められる。公立学校の教員は公務員としての守秘義務を有しているということも認識しながら話を進めるとスムーズにいくこともある。
③学校でのキーパーソンと連絡をとる場合、できればその人に一度は病院まで足を運んでもらい、直接会っておく方がお互いに気心が知れ、何かとやりやすくなる（その後は電話ですますことが多くなるにしても）。キーパーソンと目されるくらいの教員なら、医師とじかに会う意義は分かっているはずだし、そのやりとりだけでも、その人がケースに対してどれくらいのかかわりかたをしているかもある程度推察できる。

（2）医師側から学校への連絡

初めて学校関係者に電話をかける際には、いくつかの方法が考えられる（家族・本人を通じて連絡をとるほうがいい場合もあり、どれがベストというものではない）。医師サイドの要望を伝えることは少し控え、次のような切り口から始めるのが、相手がどの立場の教員であっても意味深いものになると思われる。

「○○病院の医師で△△と申します。そちらの××中学校□年、B野C子さんを担当しています。大変お忙しいところ恐縮なのですが、診察の上で参考にさせていただければ、と思ってお電話を差し上げています。ちょっと、C子さんの学校でのご様子をうかがえればありがたいのですが。いま、お時間はよろしいでしょうか」

この問いかけに対する、学校側の反応の様子で、C子さんを取り巻いている空気がかなり伝わってくる。（心療内科の・精神科の）医師ということで身構えられる場合もあるだろうし、医師の方から連絡をしてきてくれたことで感謝されるところから関係が始まることもあるだろう。

いずれにしても、こうした電話によって、C子さんが精神科医療を受けているという事実が伝えられることに伴うインパクトは、ある程度予測した上で連絡するという感覚は持っておく必要がある（やはり現在でも、学校現場では生徒が精神科医療を受けることについてはネガティブな反応が返ってくることや、対応した教員がショックを受けることも考慮しておこう）。

C子さんについての詳しい話は、折り返し担任や学年主任の教員から聞けることになるかもしれない。少し心に留めておけばよいと思われるのは、C子さんが学校と連携をとることを了解したというのは、自分の抱えている問題について、学校でのことが何かしらかかわっていると（無意識的にも）感じている可能性がある、ということである。さらに、学校の教師側にも、C子さんの症状などがある影響を及ぼしていることもありうる、との視点があれば、教師からの状況説明から、さまざまなヒントが得られることになる。

　教師の、C子さんへのかかわりかたの苦労などについてはしっかりねぎらい（「担任の先生が理解を持ってC子さんに接してくださっているから、彼女も今のような状態で留まっておられるのですよ」など）、「この医師はわれわれ教師を助けてくれる存在なのかもしれない」という印象を持ってもらうことが、それ以降の連携をプラスに進める上でのポイントになることも、押さえておいてもらえれば、と思う点である。

本章のまとめ

　筆者が前出の事例で母親の話を聞きながら思春期外来のA医師の姿を思い浮かべたように（別の保護者や生徒の場合には、また異なる医師や臨床心理士の面影がイメージされたろう）、医師であるあなたが患児やその家族の訴えに耳を傾けつつ、「学校との連携が意味があるかもしれない」と感じたときに、何人かの教師たちの顔が浮かんでくるだろうか？　初めてどこかの小学校に電話をする際、また、連絡をとってはみたものの、どうもうまくいっていない感じが残ったりしたときに、ちょっと相談に乗ってくれる教員の知り合いは？

　そう、ふだんから「信頼できる教師」とのおつき合いをしておくことが、いざというときにあなたを助けてくれるものなのだ。そして、あなたの「信頼する」人の周りには、やはり少なからぬ「信頼できる」友人たちが存在するはず。「あの中学校なら、教頭先生に電話した後、養護のD先生に連絡しておくと、良いアドバイスがもらえるかも」などと教えてもらえるかもしれないし、あなたが気づかないうちに相手の教員の気持ちを閉ざさせるような言い回しを使っていたことを指摘してくれることがあるかもしれない。

「学校」とか「教師」とか、よく一般化して言われるが、同じ医師であっても外科と精神科ではかなり発想の質が異なってこようし、総合病院と小さな医院とでは、医師を取り巻く環境にも差があるように、（小・中・高といった）学校種別やそれぞれの教員の立場や経験によって子どもや医療そのものに対するとらえ方にもかなりの差があることは、医師が学校と連携をとる際にはぜひ留意しておいていただきたい。

　また、いままで述べてきたことも、あくまでいくつかの例にすぎないという感覚も必要だろう。何よりも、一つの有機体として子どもを取り巻いている「学校」をとらえていくことが重要なのである。

　子どもや保護者を通して学校の存在が浮かんできて、治療的意義が何らかの形で見出されそうな折には、積極的に学校を「利用」してもらえれば幸いである。そうした経験の中から、医師であるあなたにとって頼りがいのある（もしくは、気の合う）教師の友人たちが増えていくことは、私たち教員側にしても実にありがたいことなのだから。

第 6 章

治療戦略の立てかた
―身体愁訴の分析から―

治療戦略

　面接は、診断的要素と治療的要素が複雑にからみあって進む。その基本は支持的心理療法であるが、それだけでは、なかなか面接がうまく進まないこともある。そんなとき、治療戦略を立てて、面接を進める必要性が生じてくる。

　治療戦略には、治療者（以下 Th と記す）が目的意識的に戦略に基づき戦術（治療技法）の活用を考え、クライアント（以下 CL と記す）の問題解決を目指すレベルから、Th が意識的に戦略を伏せて、方向性を定めずに、支持的に接することで、CL が自然に（少なくとも CL の主観的には）問題が解決するのを待つというレベルまで、幅広く考えられる。後者の場合、治療が混乱して困る場合には、治療戦略に立ち返って状況を再考することが可能である。あるいは、他の Th からアドバイスを受けるとき、その Th の経験をもとにしたカンとかコツのレベルのアドバイスは残念ながら有害であることもある。カンとかコツが正しく成立する条件が、両者で違っていることが多いからである。この場合、治療戦略を両者が共有していれば、その危険性は下がる。

　また、心理療法では、できるだけその治療プロセスを Th と CL がともに確認しながら進むのが理想である。CL にとって、症状が軽快するプロセスが分からないまま症状が軽快すると、症状に対する自己対処能力が高まっていないままなので、症状再燃の予期不安は持続し続け、主観的苦痛度は、症状が軽快してもあまり変わらないということにもなりかねない。このプロセスを実行するには、Th と CL が治療戦略を共有していると実現しやすいと私は考えている。

この章の読み方

　この章では、日常診療で私が使っている情報整理の基本図を身体愁訴の観点から紹介し、次に、その基本図に立脚した身体愁訴に対する治療戦略について述べる。そして、最後に身体愁訴から見た児童・思春期例における特徴と、その対応法について記す。

　なお、本論は、認知－感情システムが大きくは崩れていない症例を対象として、主に行動科学の立場から記述している。また、学術的にあるいは各治療者にとっては、この情報整理の基本図に異論も多いと思われるが、私の現実の臨床においては使い勝手が良い、という一面においてご容赦願えれば幸いである。そして、基本図はマニュアルではなく、事象を分析し対応していく技術、すなわち帰納的・演繹的思考の連続作業の出発点であることを理解していただければと思う。

1．身体愁訴から見た情報整理の基本図（図1）の作り方

　CLやその関係者から得られる情報を4つの範疇に分類する。それは、Ⅰ．外的刺激、Ⅱ．主観的情報（言語報告）、Ⅲ．客観的情報（観察）、Ⅳ．内的環境、の4つである。

　Ⅰ．外的刺激は、A「人」、B「物」、C「情報」のサブグループに分けられる。さらに「人」には、①対人関係（二者・三者関係）、②家族関係、③組織上の関係、④地域（文化）との関係に細分化される。B⑤「物」とは、CLにかかわってくる物質的条件のことである。経済的側面も含まれる。C⑥「情報」には、例えば、疾病についての正しい（あるいは間違った）知識があげられる。

　Ⅱ．主観的情報（言語報告）とは、言語を介して初めて他人が把握できる情報である。身体についての言語報告を身体愁訴という。この主観的情報は、D「認知」、E「感情」、F「意志」のサブグループに分けられる。D「認知」には、⑦知覚、⑧判断、⑨言語化の3要素がある。⑩「感情」は、比較的持続する⑪「気分」と、生理的反応を引き起こす⑫「情動」に発展する。⑬意志は、⑧判断や⑩感情に影響されながら行動反応を引き起こす。

　Ⅲ．客観的情報（観察）は、CLの言語報告がなくとも観察により把握で

第6章 治療戦略の立てかた　89

I. 外的刺激
A. 人：①対人関係（二者関係、三者関係）
　　　②家族関係
　　　③組織
　　　④地域（文化）
B. ⑤物
C. ⑥情報

II. 主観的外的情報（言語報告）＝ 身体愁訴
D. 認知
　　⑦知覚
　　⑧判断
　　⑨言語化
E. 感情
　　⑩
　　⑪気分 ↔ ⑫情動
F. ⑬意志

III. 客観的情報（観察）
G. 生理的反応
　　⑭自律神経系
　　⑮内分泌系
　　⑯筋骨格系
H. 行動反応
　　⑰行為
I. 身体症状
　　⑱器質的
　　⑲機能的

IV. 内的環境
J. ⑳遺伝子
K. ㉑過去の体験
L. ㉒体調

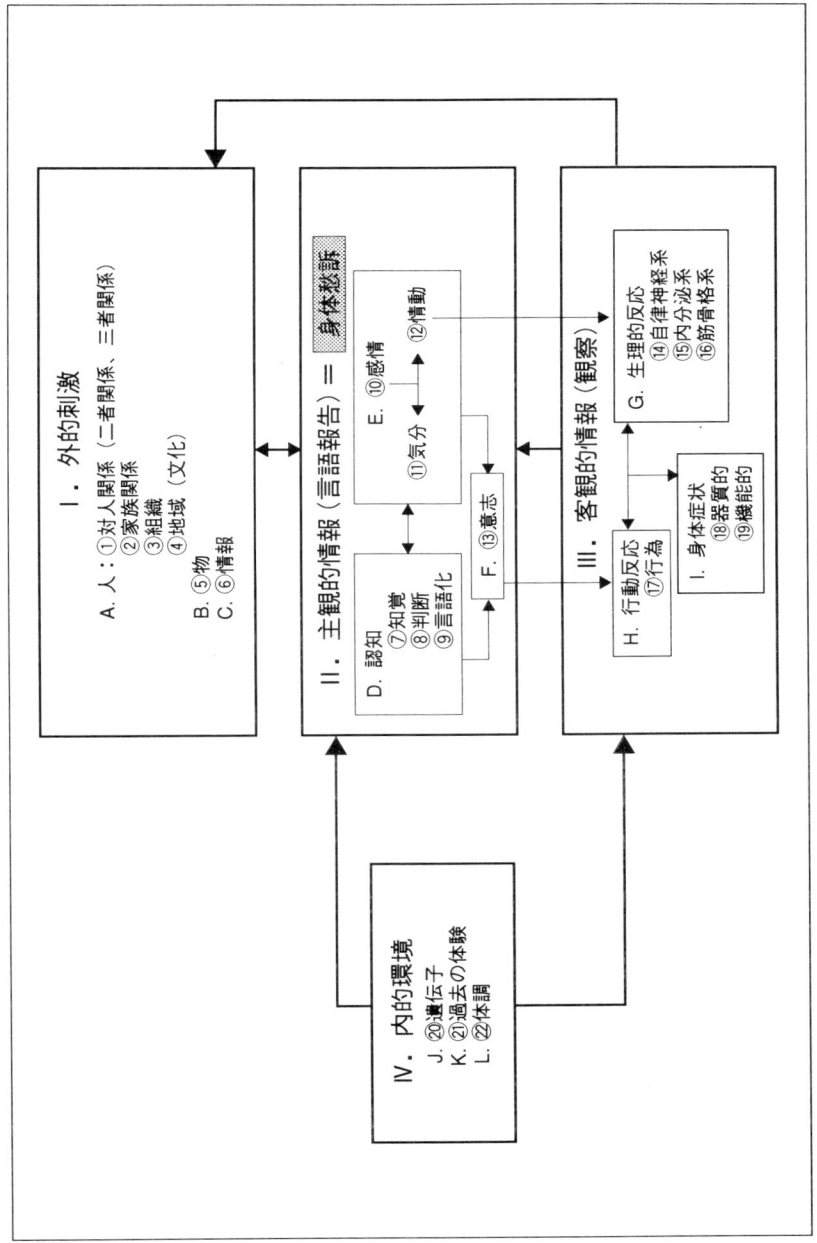

図1　「身体愁訴」から見た情報整理の基本図

きる情報である。G「生理的反応」、H「行動反応」、およびこれらから結実するI「身体症状」に分類できる。G「生理的反応」には、⑭自律神経系、⑮内分泌系、⑯筋骨格系の反応がある。H「行動反応」は、⑰行為として表出される。I「身体症状」は、⑱機能的疾患と⑲器質的疾患に分けられる。これらの主観的情報と客観的情報は、外的刺激にフィードバックされる。

Ⅳ．内的環境は、J⑳遺伝子レベルで規定される要素、K㉑過去の体験に規定される要素、そのときのCLのL㉒体調に左右される要素、がある。

症例から得られたこれらの情報を4つの範疇と、A～Lの12のサブグループに分類整理し、基本図にまとめてみる。情報が少ないとき（あるいは意図的に少なくせざるをえないとき）は、どの情報が得られていないかを、確実に把握しておくのが重要である。

情報収集の具体的なしかたについては、他の章で述べられているので割愛する。

2．治療における基本図の読み方

本来は、12のサブグループの各要素が円環的に作用しているのだが、説明を容易にするために主な要素の直線的相互作用のレベルで記述する。

(1) 外的刺激〈Ⅰ〉

まず、外的刺激の量と質の評価をする。認知－感情システムに働きかける外的刺激の量が過大か過少か、適量かを常識的に相対評価で判断する。認知－感情システムが妥当に機能しているという前提があれば、外的刺激が過量であれば減少するように働きかけ、過少であれば増加するように働きかける。外的刺激が量的には問題がなくても質的な問題があるときは、質的変容を促す。

A「人」については、個人精神療法、家族療法、組織心理学、社会心理学の知見を利用することで、外的刺激の量と質を制御する。例えば、二者、三者関係あるいは組織において生じている現象を、どのように理解し対処するか。大きく精神分析の立場と行動科学の立場がある。例えば、組織について考えてみる。組織には、人、金、物、情報が基本要素と考えられている。い

くつかの基本要素を変容させるときは、オペラント操作（環境への働きかけにより要素の変容を図るという刺激ー反応系および学習という概念を利用した方法。すなわち行動科学の立場の一つの技法）がよく行われる。最近はやりの能力給は、その典型である。しかし、組織そのものが神経症様状態であるとき（その組織を「神経症組織」とも呼ぶ）は、あまりオペラント操作がうまく機能しない。このようなときには、たとえば、組織全体にある防衛機制（精神分析の立場の概念）が存在し、その結果、オペラント操作がうまく機能していない場合には、防衛機制への対応が、オペラント操作に先行して、あるいは並行して行われなければならない。状況への対処の仕方という観点から見ると、同一状況に、精神分析的手法が有用な時と行動科学的手法が有用な時の2つの状況が混在しており、その比率が経時的に変化していると見るのが実際的である。

　家族および地域（文化）についての理解と対応については、それぞれ他の章を参照していただきたい。

　B「物」とC「情報」は、制御しやすいものとしにくいものに分類する。嫌いな物を排除したり、正しい知識を伝達したりするのは比較的容易であることが多い。経済的困難さや風評などは制御しにくい。後者のような、制御しにくい外的刺激のときには、認知ー感情システムあるいは生理・行動反応を変容させることで代用せざるをえない。

　外的刺激量の検討がすめば、次に外的刺激の質的異常の有無を検討する。特に、外的刺激がダブルバインド刺激（二重拘束刺激）になっていないかどうかが重要である。目的意識的に検討しなければ、ダブルバインド刺激を見逃すこともある。ダブルバインド状況は、逃げることのできない関係・場で、「力」の絶対的優劣関係のもとに文脈と内容が乖離した命令がCLに発せられるという状況である。

　これらの外的刺激の量と質の問題でI身体症状が出現している状態を現実心身症と呼ぶ。また、このように実際に身体症状が生じている状況を、器質的身体化と呼ぶ。

　外在化（注1）やリフレーミング（注2）などの技法は、外的刺激の認知についての量的、質的変容をもたらす戦術である。

（注1：自分の内面で起きていることを、自分の外の世界で起きていることとして考える

こころの働き。正常な現象から病的現象まである。その過程には、適応的なもの、防衛的なもの、Thの目的意識的な働きかけによるものまである。）
（注2：意味を変えるために人の持つ枠組み（フレーム）を変えることである。意味付けが変われば、人の反応や行動も変わる。症状や問題行動を肯定的に意味転換するのによく利用される。）

(2) 主観的情報（言語報告情報……身体愁訴）〈Ⅱ〉

　D－E認知－感情システムは、その特徴が持続するとき、人格特性と呼ばれる。この認知－感情システムの機能評価としては、まず知覚機能を評価する。無意識的あるいは意識的な知覚の感受性と広さの変容の有無を検討する。意識障害の有無、感覚神経系の能力、解離症状などの防衛機制の有無の検討がそれにあたる。ちなみに、催眠状態は、知覚の感受性が高くかつ知覚範囲を狭めたときに生じやすく、睡眠は生理的な知覚の感受性低下状態である。
　次に、知覚された情報により生起された感情の量と質の評価をする。ここで異常があれば、それが生来の人格特性によるものか、後天的に学習されて形成されたものか検討する。Ⅰ身体症状が認められるときは、次にこの生起された感情が等身大で知覚され、言語化されているかを検討する。心身症やPTSDなどで関連が指摘されているアレキシシミア（失感情症）は、この感情の認知とその言語表出が不得手な状態である。感情は情動を介して身体に生理的反応を引き起こす。アレキシシミアでは、感情からのネガティブフィードバックが外的刺激にかからないため（不快刺激を不快と認知しないので、不快刺激を排除しようという機能が作動しない）、身体症状の形成が継続される。そして、ここに主観的情報（言語報告－身体愁訴）と客観的情報（観察－身体症状）の乖離が生じる。アレキシシミアのような人格特性により身体症状が出現している状態を性格心身症と呼ぶ。これも器質的身体化と呼ばれる。
　感情を生起する刺激の量が多いか、感情への知覚が過敏なときには、持続するさまざまな気分と情動反応が報告され観察されることになる。知覚した情報を判断するには、何らかの判断基準が必要である。その基準として、「正しいか正しくないか」「得か損か」「好きか嫌いか」「快か不快か」がよく利用される。後者ほど感情と深く結び付いている。状況に対する判断基準の

選択を間違えることで、不適応や過剰適応という問題が生じることも多い。これらの判断と感情によりF意志が決定され、H行動反応が引き起こされる。

(3) 客観的情報（観察情報）〈Ⅲ〉

情動反応として引き起こされるG「生理的反応」には、自律神経系、内分泌系、筋骨格系がある。「生理的反応」が反復され、また、そこに行動反応（例えば、過食行動）が影響を与えることにより身体症状が機能的・器質的に生じる。その過程でいろいろな刺激に条件付けられることもある。外的刺激と情動・生理的反応が条件付けられることを古典的条件付けと呼ぶ。行動（Ⅱ－⑨およびⅢ）が外的刺激に影響を与え、その影響を受けた外的刺激により行動反応が条件付けられることをオペラント条件付けと呼ぶ。

「生理的反応」レベルでも、それを過剰に、あるいは過少に知覚するという、主観的レベルの要因で身体症状化（器質的身体化）することもある。「生理的反応」や身体症状に過剰に注意が向き、それがさらなる「生理的反応」や身体症状を引き起こす悪循環になることを心身交互作用という。逆に、「生理的反応」などの身体感覚への知覚が悪いと、外的刺激にネガティブフィードバックがかからないため、「生理的反応」の身体症状化が促進される。これは、アレキシソミア（失体感症）と呼ばれ、これも性格心身症の機序の一つと考えられている。

一方、外的刺激の量的、質的問題があるにもかかわらず、医学的検査で説明できる身体症状がなく身体にかかわるⅡ主観的情報（身体愁訴）のみが増大する状況や、訴えに相当する医学的検査結果が見いだされない状態を身体表現性障害という。これは、機能的身体化とも呼ばれる。そのうち、正確性を犠牲にして記せば、認知が「死への恐怖（病気への恐怖）」に支配されているものを心気症とし、主観的・客観的情報として、主に知覚・随意運動系に症状が出現しているものを転換症状と理解すれば対応しやすい。

外的刺激の問題が大きくなく、かつ、機能的身体化が目立つときは、妄想傾向が高いと判断される。これらをまとめて図2に示す。

(4) 内的環境〈Ⅳ〉

　内的環境は、主観的情報と客観的情報の両方に大きな影響を与える。J遺伝子レベルの知見は今後の研究が期待されるところである。特に、なぜその症状がその器官に発現したのかという症状の器官選択性に対する解明が期待される。

　過去の体験を把握することは、客観的情報に比べて、情報量が少なくなりがちな主観的情報を補強するのに重要である。特に、人格特性（持続するある認知－感情パターン）を推測するのに役立つ。現在の人格特性が、生来のものか、後天的に学習されて形成されたものかの判断に有用である。また、心的トラウマや薬物・アルコール依存等の外的刺激が、深く内的環境に影響を与えうるが、その事実が表面化しないことも多いので、充分な情報収集と観察が必要である。

　Thは、そのときのCLのL体調を忘れてはいけない。疲労時、かぜなどの疾病時、生理時、服薬時は、いつもとは違う認知－感情システムあるいは生理・行動反応を示すことに留意すべきである。また、睡眠覚醒リズム障害、人畜共通感染症、慢性疲労症候群、睡眠時無呼吸症候群などは、CLやその周囲の人々が症状を「こころの問題」としてとらえて、見逃されていることもあるので注意が必要である。

3. 身体愁訴に対する治療戦略の立て方（治療における情報整理の基本図の使い方）

(1) 主　訴

　CLの主訴、隠れているCLの本当の主訴（ないこともある）の両方を基本図の上に定位し、そしてThが考える治療の出発点となる主訴を定位する。後者は、CLの主訴と治療目標とThの技量（使いこなせる技法）とThとCLの関係性により規定される。12の要素は、経時的に変化し、しかもその変化は必ずしも同調しない。治療の対象とした主訴を見失わないようにすることが肝心である。サブグループおよびその各要素の変化が多様であれば治療の対象を見失いがちであり、何を治療しているのか不明になり治療が混乱しやすい。混乱した時には途中で、目的意識的に治療の対象とした主訴を変更す

第6章　治療戦略の立てかた

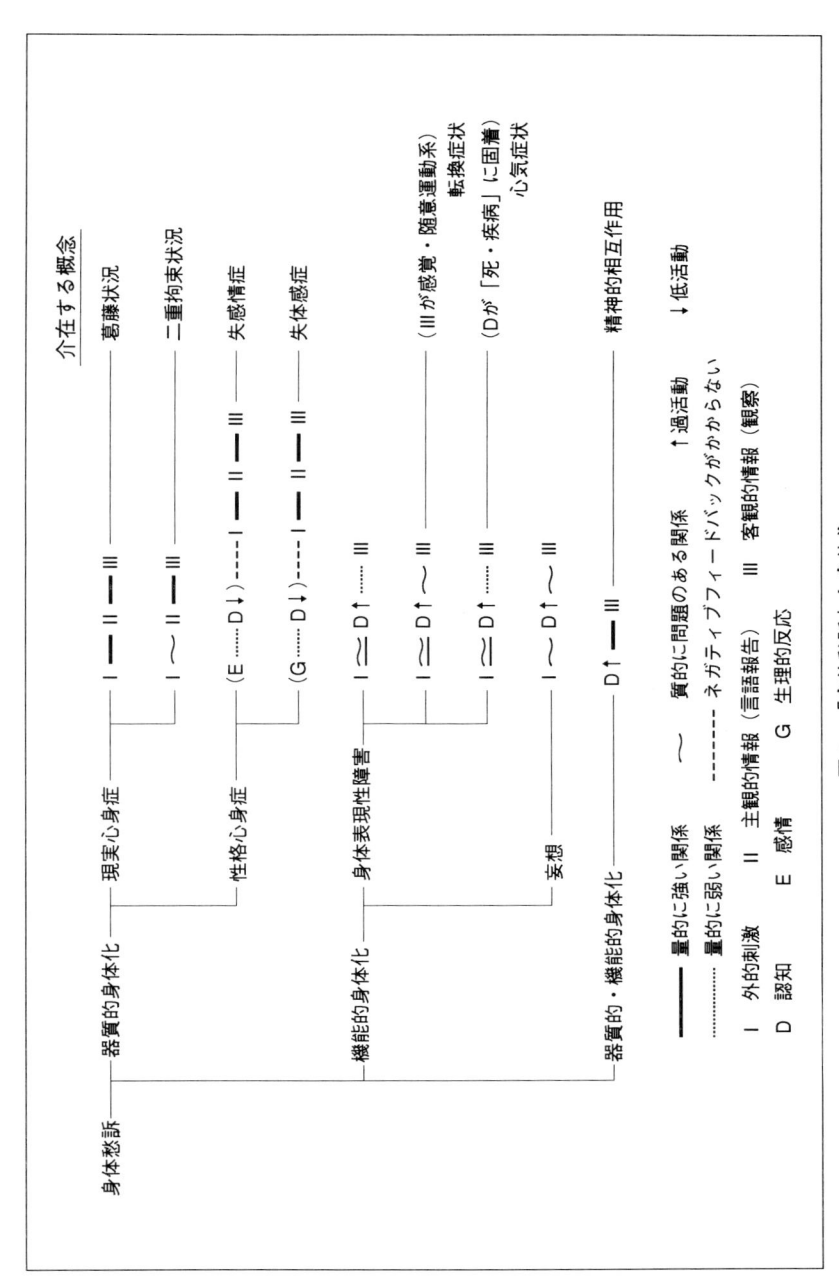

```
                                                  介在する概念
                                                  ─────────
身体愁訴 ─┬─ 器質的身体化 ─── 現実心身症 ────── I ── II ── III ──── 葛藤状況
         │                                                      
         │                ┌─ 性格心身症 ────── I ～ II ── III ──── 二重拘束状況
         │                │                (E……D↓)── I ── II ── III ──── 失感情
         ├─ 機能的身体化 ─┤
         │                │                (G……D↓)── I ── II ── III ──── 失体感症
         │                │
         │                └─ 身体表現性障害 ── I⇄D↑…… III ──────┐
         │                                   I⇄D↑ ── III ──────┼─(IIIが感覚・随意運動系) 転換症状
         │                                   I⇄D↑ ── III ──────┘  (Dが「死・疾病」に固着) 心気症状
         │
         └─ 器質的・機能的身体化 ─── 妄想 ─── I～D↑ ── III ──── 精神的相互作用

              ──── 量的に強い関係        ～ 質的に問題のある関係        ↑過活動
              ┄┄┄ 量的に弱い関係        ┄┄ ネガティブフィードバックがかからない   ↓低活動
              I 外的刺激     II 主観的情報（言語報告）     III 客観的情報（観察）
              D 認知     E 感情     G 生理的反応
```

図2 「身体愁訴」と身体化

るのは可能であり有用であることも多い。治療の対象とした主訴をどのように変容させればよいかが決まれば（治療目標）、治療技法の組み合わせとその応用のしかた（いわゆる戦術レベルの話）は、おのずと決定されることが多いと思われる。これらの点については成書に詳しく論じてある[1]。

(2) 治療戦略を立てるときの基本

　どのような治療戦略を立てても、CLの健康度が増すにつれて、主観的情報と客観的情報が一致する方向に向かうということが大きな治療の方向性である。そして、治療が良い方向に進むのか否かは、良好なTh－CLの治療関係が成立していることが大前提にあり、その治療関係の質と強度により、目的とする症状の変容の質と量が決定される。すなわち、支持的精神療法がうまく進まなければ、戦略、戦術はうまく機能しない。また、主観的情報と客観的情報が解離している場合には、主観的情報にそった対応から始めるのが、無難であることが多い。次に重要な点は、客観的情報を評価するには正確な知識が求められることである。客観的情報は、正確な知識でしか評価できない。その評価により治療経過は大きく変わる。実際に身体症状があり、心理機制がそれに影響を与えている場合と、実際には身体症状がないにもかかわらず身体愁訴がある場合とに分かれるからである。ここを明確にしなければ治療は混乱しやすい。簡単な例で、考えてみる。

(3) 心身症による身体愁訴

　高校生が「おならがよく出て困る。恥ずかしいから自室にこもっている」という主訴で受診したとする。「おなら」そのものを直接扱ってよいかどうかの評価がまず必要である。問診の段階でCLの「おなら」の回数が把握できていればThは大変対応しやすい。もし1日30回程度であるという情報があれば、確かに身体状況の問題であると判断できる。メルクマニュアル[8]によると、比較的若い人の「おなら」の1日の平均回数はおおよそ13 ± 4回らしいからである。この場合、すぐに「おならがよく出る」理由を検討してよい。診察室で食事をしてもらったり、1週間の食事内容を記録してもらう。それにより、食べ方が不器用で呑気症によりガスが増加しているのか、ガスが発生しやすい豆、キャベツ、バナナなどを好んで食べているのか、何らか

の理由が見いだされる可能性が高い。そして、その理由に沿って食事のしかたの指導や食品の選択をすることで「おなら」の回数が減少し、それに伴い自室から出ることに対する抵抗感が小さくなる。これには、隠されている主訴はなく、CL の主訴が、Th が考える治療の出発点となる主訴と一致しており、行動観察により症状発生の機序が判明し、その対応策が実施され、**身体症状と行動が変容している**。正確な身体症状に対する知識が治療のポイントになっている。

　もし、このケースの場合で、実は CL と家族が不仲で、食事を CL 自身で用意しているためにこのような食生活になっているとする。すると「家族と仲良くできない（仲良くしたい）」ということが隠されている主訴になる。家族との関係性という外的刺激を軽減しない限り、「おならがよく出て困る。恥ずかしいから自室にこもっている」という主訴が、十分には変容しない可能性が高い。前述の対応のみでは、「おなら」は改善しても、家族に会いたくないので「自室から出られない」という主訴は持続あるいは悪化、あるいは他の身体症状が出現するかもしれない。したがって、Th が考える治療の出発点となる主訴は、「おなら」のみを対象とするのではなく、「自室から出られない」にも向けなければならない。そしてこの場合、はじめに CL の主訴（おならについて）、次に隠れた主訴（家族について）の順で取り扱うのが無難である。したがって、おならに対する前述の対応を先行させつつ家族関係への対応も行う必要がある。

　この家族との関係性の破綻が、CL の発育・成長段階での了解可能な理由によるものであれば、支持的療法を主な技法として CL の成長を見守るという戦術でよい場合もある。

　また、この家族との関係性の破綻が、何らかの理由で家族と CL の良くないコミュニケーションパターンによることが明確になれば、「食生活の改善」という治療目標に家族の参加を促し、その過程で家族関係（コミュニケーションパターン）の修正を図ることもできる。

　家族との関係性の破綻が、主に CL の認知－感情パターンにより引き起こされている場合、例えば、CL が些細なことに反応したり、すべてのことを疑ったり、悪く解釈したり、極端に解釈したりするときである。この場合、家族の支持を充分にした上で、CL に対しては、可能である状態（少なくと

も隠されている主訴に直面化できる状態）であれば認知療法を考慮する。それが不可能であれば、その時その時の支持的対応を継続し、時間を十分にかけて認知－感情パターンがほんの少し変容することを期待する。Thの「待つ」能力が重要になってくる。しかし、この支持的対応を継続することが困難なことも多い。ThとCLの間に媒介物を介入させておくのも工夫の一つである。このケースの場合、「おなら」という身体症状を媒介物として、面接のテーマにし続けるのも有効であるかもしれない。CLが隠されている主訴に直面したとき、その負荷に耐えられず、行動化が生じ、治療から脱落するという危険性を避けられるからである。

　CLと家族との関係性の破綻が、どちらが良い、悪いということではなく、どちらかというと家族の変容の方が容易であると判断できれば、家族の変容を促すことから始めるのが無難である。

　食事内容とか、家族との関係性というような外的刺激に問題がなく、認知－感情パターンにも極端な偏りがない場合、「おなら」という身体の反応自体を修正することが治療目標になる。あるいは、外的刺激や認知－感情パターンが扱いにくいときには、これをとりあえずの第一治療目標とするのも無難である。ガスが発生しやすくなっている身体的機序が明確になれば、その原因や誘因を排除すればよいが、原因や誘因が不明でも、身体症状を直接的に治療対象として、支持的療法とリラクゼーションの技法を適用することで症状が軽減することも多い。「おなら」が腸の自律神経症状として外的刺激に条件付けられて生じているとき（古典的条件付け）、例えば家族が近づくと、緊張して腸が過敏になりおならが出やすくなるという状況の場合は、系統的脱感作が有効であるとされる。

　実際はそうでもないのに、おならが臭くて他人に迷惑をかけていると思い込んでいるといったような「おなら」が認知レベルの問題として表出しているのであれば、フラッディングが有効であり、上手な「おなら」のしかたができていない、例えば、さりげなく部屋から外に出て「おなら」をすることができないというような、行動レベルの問題であればモデリングが効果的であると言われている。

　身体の生理的反応や身体症状に注意が過剰に注がれているパターン（精神交互作用）が明確なときは、森田療法が有用である。これは、まずは身体反応や

身体症状をそのまま受け入れることで、身体への固着を緩め、日常生活での支障をなくしていくという治療法である。身体症状そのものの軽減を治療目標とするアプローチ法と正反対の方向である。どちらも有用であるが、身体症状が極度に強いときは、まず、薬物療法、自律訓練、動作法などで身体症状を少し軽減し、少しだけ精神的余裕を作り出すという、身体から精神へという働きかけを先行させる方が、全体の治療がスムーズになるときもある。

　身体症状が外的刺激に影響し、それにより身体症状が条件付けられているとき、例えば、「おなら」をすることで他人にCLの体調不良を暗黙のうちに理解し、配慮してもらっているといった状況では、オペラント学習も有効である。例えば、「おなら」に対しては配慮行動を行わず、CLから適切な言語報告や行動があるときのみ、周囲が配慮行動を行うといった対応をすることである。

　外的刺激に問題がないにもかかわらず、身体症状がある場合、状況判断のまずさによるCLの過剰適応、あるいは不適応により、結果的に外的刺激量を増加させているパターンもある。この状況判断の悪さを自覚し、外的刺激への対処法を獲得することで身体症状を減少させることができるときもある。例えば、うつ状態のときは、感情－生理的反応と深く結び付いている「快か不快」「好きか嫌いか」を判断基準に行動した方が無難であるが、状況に適応しようとして「正しいか正しくないか」という合理的判断を基準にして行動を選択すると、仕事量が増大し、さらにうつ状態が悪化するという悪循環にはまることもある。もし、うつ状態による腸運動の低下により「おなら」が引き起こされているとしたら、判断基準の選択を状況に見合ったもの（この場合では「快か不快」）に変更することで、結果として「おなら」の頻度を減らすことができる。

　いずれにしても、問診の段階で「おなら」の回数が客観的に多いと把握できれば比較的早期に「おなら」を扱ってもよいことが多い。事実の客観的把握と症状に対する正しい知識を持っておくことが、Thの支持的療法の能力とともに重要である。

(4) 神経症による身体愁訴

　一方、問診の段階で「おなら」が1日7回程度と判明していた場合を考えてみる。

この場合、当然のことながら1日7回が他人より多いと思い込んでいるだけなら、正確な情報を提供するだけで診療は終了である。
　逆に、何らかの重大な葛藤が背景にある場合、それが身体症状としては表出されていないということであるから、認知－感情レベルに相当な負荷がかかっていることが予想される。その負荷により機能的身体化が起きていると考えられる。したがって、CLの身体愁訴に対して、「身体症状はない」というメッセージがThからCLに無意識的、意識的に伝わると、さらに認知－感情レベルに負荷がかかり精神症状の悪化や行動化が誘発される可能性が高い。身体愁訴の取り扱いには細心の注意が必要である。この場合、支持的対応のもとに充分な傾聴と葛藤状況解決への援助が必要である。
　また、何らかの葛藤のような外的刺激に相応な、身体症状が表出されるように援助することが功を奏することもある。問題解決を図るのに、一時的に心身症を経由するのである。表出された身体症状を、そのつど軽減していくことで過剰な認知－感情レベルへの負荷を軽減する。すなわち、身体感覚を意識化する作業が効果的である。これには、肩こりや筋緊張性頭痛という症状が、Thには取り扱いやすく、CLには受け入れやすい身体症状と思われる。この援助をするにあたって臨床動作法（注3）を私は日常の臨床で活用している。アレキシシミア、アレキシソミアなどによる性格心身症にもこの方法は有用である。このような身体感覚を意識化するということでは、作業療法も有用である。
　主観的報告に相当するような外的刺激や身体症状がないときは、妄想傾向が強いことを示唆しており、支持的対応と薬物療法が主役になる。
　いずれにしても外的刺激の量的・質的問題、あるいは否認などの防衛機制がある場合、あるいは何らかの偏移を感じさせる人格パターンなどにより生じている隠れた主訴が解決されないうちに主訴の身体症状を完全に改善しようとすると、無意識あるいは意識的な治療への抵抗を受けることになる。CLの主訴、隠れているCL本当の主訴、Thが考える治療の出発点となる主訴の3点をどこに定位するかが重要であるゆえんである。
　（注3：臨床動作法は、身体の動きを通して、こころに働きかける心理療法の一つ。「からだの動かし方を変えると、主体の活動の仕方が変わる」ということを基本として、幅広く臨床に適用されている。）

(5) 共　感

　このような情報整理と状況の理解のしかたが、CLにとって支持的であり、また、ThがしっかりとCLに共感できる方法であると考えている。ただし、「共感」するという作業そのものが、有害な刺激となりうるとき、すなわち、防衛反応の強いCLや、自我の弱いCL、人格特性に偏りがあるCLに対しては、主訴である「身体愁訴」をThの治療的主訴とし続けておくことが必要なこともある。あるいは、身体愁訴がない場合には、「身体愁訴」という仮の「主訴」をThとCLが共同して目的意識的に意識化することさえ必要であることもある。

(6) 薬物療法と心理療法

　薬物療法は、これらの戦略と戦術の遂行に必要である。心理療法が充分に効果を発揮できるようなThとCLの治療関係が成立するのには時間を必要とするからであり、また、薬物は、感情・生理的反応・身体症状に直接的効果があるからである。感情・生理的反応・身体症状に関連して状況が悪循環に陥っているときは、薬物療法が第一選択技法である。

　しかし、拒薬あるいは服薬に同意していてもできるだけ服薬したくないと考えているCLが多いのも事実である。また、薬物療法が有効であればあるほど、薬物からの自立が難しくなる症例もある。したがって、治療初期においては充分に薬物を活用しながらも、薬物から離れていくことができる根拠作りの作業としての心理療法・教育も並行して行うこともできれば実行したい。私は、これらの状況や目的のために、自律訓練と臨床動作法の持つ抗不安・筋弛緩作用をしばしば活用している。これは、高血圧症の治療における食事療法と運動療法に相当するものである。血圧が高いときは、まず薬物で血圧をコントロールする。血圧が安定したところで充分な食事療法と運動療法を実施することで、降圧剤から自立できる体質を獲得できる。その作業をしないで、いきなり薬物服用を中止すれば、再び高血圧になる可能性がある。

　しかしながら、一方で、高血圧症の治療において、食事療法と運動療法に捧げる努力を自分の趣味や仕事に費やしたい、降圧剤を服用するだけで高血圧が解決するならそれでよいという判断するCLもおられる。これは、CLの

価値観に属することである。したがって、Th は、治療戦略の選択肢を可能な限り提示し、CL と治療内容について契約をすることが望ましい。病識や専門知識のなさが問題になるときは、できるだけ頻回に治療への合意とその見直しをしなければならない。その結果、薬物療法を主とした治療を希望されるなら、漫然と戦略的な心理療法を継続してはいけないと思う。もちろん支持的精神療法は継続してよい。

4. 身体愁訴から見た児童・思春期例における特徴とその対応

　身体愁訴から見た児童・思春期例の特徴としては、2点があげられる。第一は外的刺激との関連で、子どもはダブルバインド状況に置かれやすいこと、第二は内的環境において、発育・成長の途中の段階ではアレキシシミア・アレキシソミア様状態になりやすいということである。

(1) ダブルバインド状況

　幼い子どもは「親にしか頼れない」と話し、青年期の子どもは「親にだけは頼りたくない」とは話すものの、経済的に独立しておらず、どの年齢の子どもも、親から離れることが難しいことが多い。しかも、親の方が「力」が強いことが多い。こういう状況で、内容と文脈が乖離した命令文を発せられると、子どもは容易にダブルバインド状況に陥る。ここで、親の内容と文脈が乖離した命令文とは、例えば、本音と建て前が乖離した言葉と態度である。不登校の子どもに、「学校に無理には行かなくていいよ」と言いながら、残念そうな表情をすることである。このような情報を受けた子どもは、どうしてよいか分からなくなり混乱する。この混乱が継続すると、子どもは、自分でお金を稼いで親から離れるか、暴力で親に対抗するか、身体症状で親を操作するか、自室にひきこもって親との会話をなくすといった対応をせざるをえない。このような行動レベルの対応ができなければ、外的刺激が強すぎて、精神的疾患か体に疾病（現実心身症）をもたらす可能性が高い。

　ダブルバインド状況を解消できるように Th は努力する必要がある。もし、身体愁訴がある場合、身体愁訴に対応しつつも、身体愁訴を消失させること

を治療者の第一治療目標にしない方が無難である。外的刺激の制御を先行させなければ、行動反応、身体症状、精神症状が悪化する可能性が高い。ダブルバインド状況は、両親が不仲のときにも起こりやすい。あるいは、学校では、先生と生徒という関係でも起こっている可能性がある。また、病院の病棟内においても大変起きやすいことに注意しておく必要がある。同一症例に、家庭・学校・病院と3ヵ所の、トリプルダブルバインド（！）が起きていれば悲劇である。

(2) アレキシシミア・アレキシソミア様状態

　子どもは、成人に比べてみると、言語能力や感情に対する認知能力が充分には発達していない。したがって、一見すると、アレキシシミア・アレキシソミア様状態に見えるときがある。また、特に低年齢の子どもは、心身の分離もまだ充分にはできていないので、全身症状として症状が表出されやすい。したがって、普通の外的刺激に対して、性格心身症様に見える反応を呈しやすいことが予測される。しかし、これは正常な発達段階において生じている状態であるので、支持的精神療法を中心にして、静かに見守っておくことで、自然に解決することも多い。今起きている状況を、Thが病気として対応することで、周囲やCL自身が「病気」と見なしてしまうことがある。Thの先走りで「病気」を量産しないように注意しなければならない。身体症状の背景に、このアレキシシミア、アレキシソミア様状態があるのか、あるいは、別の機序があるのかを見極めるのが、Thの重要な仕事と思われる。

　また，いじめや虐待を受けた子どもは、言葉としてSOSを発するより、身体症状で訴えることも多いので、身体症状の訴えに、何かしらの特徴がないか、細かな観察が必要である。

(3) 治療の手がかりとしての身体愁訴

　子どもと家族とThとの関係について、最後に少しふれておく。家族からThへの質問に、「これは、病気なのですか？　わがままなのですか？」と尋ねられることが多い。わがままであれば、家族の躾の問題と見なされ、病気であれば医師の扱う問題と見なされるのが普通である。目の前で起きている出来事を、家族が「子どものわがまま」と思いたくなる理由には、なんとか

自分の力で子どもを立ち直らせたいという親心、状況を自責的に認知しやすい人格特性、無意識的・意識的に病気を否認する状況などが考えられる。後者になるほど、「病気」を受け入れにくい傾向がある。特に、こころの問題として素直に受け入れられるのは難しいことも多い。

治療初期において、子どもと家族とThの三者が無難に共有できるのは、身体愁訴であることも多い。問題解決に動ける時期まで、身体愁訴を大切に取り扱い、治療の手がかりとして活用できるようにしておきたいと考える。

本章のまとめ

本章では、情報整理の基本図を用いながら、身体愁訴に対する情報の整理のしかたとその対応法について概説した。また、身体症状（客観的情報）や身体愁訴（主観的情報）を利用することで、心理療法に広がりがでることについても解説した。そして、その過程の中で、いろいろな概念や治療技法にふれた。技術は、それ自体を技（わざ）化することにより一般化されうる。したがって、各技法の専門家は、その専門性が高まるにつれて、より普遍性を持った治療ができるようになる。その視点で、本章の記述を評価すると、各概念や治療技法を断片的に書き過ぎているという批判も多いかと思われる。ただ、私がここで述べたかったことは、「すべての技術は、はじめから普遍性を持っているのではなく、どこからか具体的な場面から適用していく練習を始めなければならない。そして、私にとっては、基本図に記したところから、それぞれの概念や治療技法を理解し、臨床場面で適用していく勉強を始めた」ということである。それが、学術的に妥当性があるのかと問われれば心苦しいが、本書の、想定読者たる研修医の皆さんに治療の全体像をイメージする手がかりになればと思いながら記述した。そして各概念や治療技法をより本格的に勉強していただければと願っている。

また、本章では治療戦略の骨格を示しただけであり、生身の人間としての生き生きとした情報収集のしかたと、技法の選択・適用のしかたについては、他の章や成書を参考にしていただければ幸いである。

参考図書

1) 山上敏子：行動医学の実際. 岩崎学術出版社, 東京, 1987.
2) 加藤正明ほか 編：新版精神医学大辞典. 弘文堂, 東京, 1993.
3) Manfred F.R., kets de Vries, Danny Miller : The Neurotic Organization. Jossy-Bass, 1984. (渡辺直登, 尾川丈一, 梶原 誠 監訳：神経症組織―病める企業の診断と再生―. 亀田ブックサービス, 1995.)
4) Graeme J. Taylor, James D.A. Parker, R.Michael Bagby : Disorders of Affect Regulation : Alexithymia in Medical and Psychiatric Illness. Cambridge University Press, 1997. (福西勇夫 監訳：感情制御の障害と精神・身体疾患. 星和書店, 東京, 1998.)
5) 山崎晃資ほか編：臨床精神医学講座11 児童青年期精神障害. 中山書店, 東京, 1998.
6) 氏原 寛, 小川捷之, 近藤邦夫, 鑪幹八郎, 東山紘久ほか編：カウンセリング辞典. ミネルヴァ書房, 京都, 1999.
7) 濱 治世, 鈴木直人, 濱 保久：新心理学ライブラリ17 感情心理学への招待. サイエンス社, 東京, 2001.
8) Mark H. Beers, Robert Berkow : The Merck Manual of Diagnosis and Therapy, 17th ed. Merck & Co., 1997. (福島雅典 監修：メルクマニュアル第17版日本語版. 日経BP社, 東京, 1999.)

第 7 章

Working with Families

1．都さんの場合

　今日外来で、初めて都さんに会った。4年半続いた本人抜きの家族セッションが終わったのが、ちょうど3週間前のことだ。最終回で母が「本当は、今日は本人が来ると言ってたのですが……」と残念そうに語っていた。そのとき僕は、このまま都さんに会わないで終わるのもいいんだろうな、とぼんやり考えていた。それが今日突然、都さんが外来にやって来たのだ。
　初めて会う都さんは、予想通りすごく緊張していた。
〈今、一番困るのはどんなこと？〉
「外に出ると、やっぱり苦しいです。ここに来るのも、昨日からドキドキしていて」
〈よく来たねぇ〉
「この前は本当に来ようと思っていたから」
〈少しずつ外出してるって聞いたけど〉
「おばあちゃんのお見舞いに行って、そのときからです。外に出るのは4、5年ぶりだったから心臓がドキドキして。でも嬉しかった」
〈良くなったんだ〉
「自分でも良くなってきてると思います」
　ちょっとためらってから僕は言った。〈あまり急いで良くならなくてもいいんだからね〉
「そうなんですか？」
〈うん、そうなんだよ〉
　都さんはずっと下を向いて、ときどき考え込みながら、とても小さな声で

僕の質問に答えてくれた。僕の方は、やっと診察室まで来てくれた彼女が傷つくことのないようにと、そればかり考えていた。だから彼女の生活の変化を喜んでみせる一方で、良くなるのはゆっくりの方がいいなどと、矛盾することを繰り返し伝えていた。

(1)
　都さんは、摂食障害で、ひきこもりで、対人恐怖症で、強迫神経症だ。おまけに家庭内暴力もあったし、下剤乱用も激しい。高校1年の頃、友達に「最近太ったんじゃない？」と言われてダイエットを始めたのがきっかけだった。1年もたたないうちに52kgあった体重が37kgになり、体も衰弱して2年の秋には病院に通い始めている。それから過食が始まって、下剤も乱用するようになってしまった。3年になってからは次第に学校にも行かなくなって、中途退学し、結局、自宅にこもってしまった。それでも、はじめのうちは家の手伝いもしていたし、アルバイトに出たこともある。自動車教習所に通ったこともあった。しかしアルバイトはすぐに辞め、教習所も結局辞めてしまった。続けていた散歩もしなくなって出かけることがなくなり、ひきこもりの状態となっていった。

(2)
　僕の外来に都さんの両親と祖母が来たのは、ある精神科医からの紹介だった。18歳からひきこもっていた彼女は22歳になっていた。拒食、過食・嘔吐、偏食と経験して、その頃にはごく限られた物だけを食べるようになっていた。3日に1回、彼女は母親に買い物のリストを渡す。母親は彼女の要求する菓子を買ってくる。彼女が食べるのはそれだけで、普通の食事にはまったく手をつけない。ただし食事を作るのは彼女の役割になっていて、高価な食材を母親に買って来させては、長い時間をかけて用意をし、家族が全部食べることを強要していた。

　当時、家は4人暮らしで、都さんと都さんの両親と母方の祖母が同居していた。彼女には3歳上の兄がいたが、兄はすでに就職して家を出ていた。

　初回のセッションで、両親はまず都さんの下剤乱用についての心配を語った。使うのは3日に1回だったが、1回に250錠も服用していた。また、都

さんの不安定な精神状態も話題となった。ひきこもりが長期化するにつれ、都さんは自棄的になり、イラついて、ちょっと思い通りにならないことがあると食器を投げて窓ガラスを割ったりしていた。都さんのことを語る両親はすっかり疲れて自信を失い、混乱していた。

(3)

　摂食障害、強迫性障害、不登校、シンナーなどのケースでは、本人より先に家族だけが相談に来ることがしばしばある。ここで家族に会う精神科医は、まず彼らの情報から、本人の病態診断をある程度つけなければならない。そして家族の関係性やメンバーの行動パターンなども見立てることになる。

　その上で、自信を失い混乱している家族に対し、もう一度本人が抱えている病気（もしくは問題）に取り組んでいけるように元気づけ、解決への方向性を示す必要がある。もちろん診断にせよ、元気づけにせよ、初回ですむわけはなく、その後何度も見直しながら続けてゆくのである。

　家族が複数で来院したとき、メンバーが同じ問題意識を持って、解決への努力をしているとは限らない。というより、そんなに一致している家族はそういるものではない。したがって治療者はできるだけ早く、来院したメンバーのそれぞれの立場、考えかたを把握しておく必要がある。両親は、祖父母は、兄弟姉妹は、それぞれ患者の病気をどう見ているのか、家族は何をするべきだと考えているのか、本人に何を求めているのか、医療に何を期待しているのか、などである。

(4)

　さて都さんの場合、診断は摂食障害で、これにはあまり疑問はなかった。強迫傾向もあり、ひきこもりも長びいているが、精神病的なニュアンスは少なく、病態水準としては神経症レベルと思われた。その時点では、かなりの退行も認められた。可能なら、本人の来院を求めて個人精神療法を始めたいところである。ただ、両親の見るところ、本人の来院は当面無理のようであった。

　一方、家族の状況としては、両親も祖母も、都さんの下剤や食行動の問題と精神的な不安定さに、かなり巻き込まれているようだった。いちばん巻き

込まれているのは母親で、父親は職業柄、帰宅時間が不規則なため、彼女にそれほどかかわらないできたように見える。このあたり、母娘の結びつきが強すぎて父娘の関係が薄いという、摂食障害に典型といえる家族関係がこの家庭にも認められるように思われた。

　とはいえ、娘と母親の距離が近くて仲が良く、父親が除け者になっているのは日本ではそれほど珍しい風景ではない。そんな家庭は私の周りにもいくらでもある。ただ、病気を媒介として母娘がカプセルに入り、その中で病気を武器に娘が母親を（表面上）支配し、そこから娘が家全体を支配して、母以外のメンバーと娘との直接の関係が希薄になる、というパターンは、精神科医としてはやはり気になるところである。どこかに入り口を見つけて、介入を試みることも多い。

　都さんの家にもそんな関係性が認められたが、面白いことに、祖母は少し違ったスタンスで彼女に接しているようだった。「私はね、あの子にときどき意地悪を言ってやるんですよ」という祖母は、少し呆けているようにも思えたし、もしかしたら両親にはない力を持っているかもしれないとも思われた。

　さて、その初回セッションのやりとり。

(5)

　「あんなに下剤を飲んで体は大丈夫なのかと本当に心配なんですけど、言われた通りに下剤を買って帰らないとすごく怒るし」と母。

　〈本人は、今の状態を何とかしたいと思っていますかね？〉

　「そりゃあ、何とかしたいと思っとるでしょう」と父。

　「あの子も、自分でも何とかしたいと思うとるはずですわ」と祖母。

　〈周りは何がしてあげられると思う？〉

　「どうしてやったらいいのか分からないんですよ」と母は疲れた顔。

　「ちょっと厳しく言った方がいいとも思うんですけど」と父は言いながら、どこか自信がなさそうである。

　〈お父さん、一発ガツンと言ってやりますか？〉とけしかける。

　「それがねえ、実は先月１回やったんですよ。その日はその辺りの店がどこもかしこも休みの日でね。それなのに『あれ買って来い、これ買って来い』

第7章 Working with Families

とわがまま言って、物を投げたりしていたんです。それで私もちょっと頭にきて、『お前いい加減にしろ、お母さんのことも考えてみろ』と手を押さえてね、言うてやったんです」

〈そりゃすごい。いい感じですね。で、どうでした？〉

「それがいけません。それ以降、ますます頑なになって口もきいてくれません。やっぱり父親があんまり厳しいことを言うてもダメでしょうか」と弱気。

〈んー。そんなことはないでしょう。お父さんがんばったのは悪くなかったと思いますよ。ねえ、お母さん〉

「まあねぇ、わがまま放題になってますから。私の言うことは聞きませんし。そりゃ、お父さんに叱ってもらえたらいいと思います」

〈娘さん、そんなにわがままなの？〉

「わがままですよ。言う通りに買ってこないと怒るしねえ。思いつきで『ここを掃除しろ』とか言って、思い通りにしてやらないと怒るんですよ。おまけに足や腰がだるいからって、毎日私にマッサージさせるんです」と母。

〈毎日？！ マッサージしてやるの？〉

「仕方ないですよ。やらないと怒るんですから」

「私もときどき交替して、マッサージしてやるんですわ」と祖母。

〈そりゃあ、確かにわがままですね。お父さん、どう思う？ マッサージしてやったほうがいいと思う？〉

「いやぁ、女房の方がよっぽど疲れてます。わがままだと思います、甘えとると思いますよ」

〈その通りですよねえ。ただどうでしょうね、今の彼女は、甘えたり、わがまま言っても仕方ないところもあるのかな。どう思う、お母さん？〉

「そりゃあ、家にこもってあの生活ですからストレスもたまるでしょう。こっちに当たる気持ちも分からないことはないですけど」

「しかし、どうしてあんな無茶な下剤の使い方をするんでしょう？ ちょっと異常じゃないですか？ やっぱり病気なんでしょうか、先生」と父が尋ねる。

〈普通は、下剤を250錠も飲むなんてことはありません。やっぱり病気だと思います。かなり重症です〉と病気扱いしてみる。

「そうでしょう、先生。だから私はときどき言ってやるんです、『あんた頭がおかしいんじゃないか？』って」と祖母は妙なところで乗ってくる。

〈本人も下剤のことはどうすることもできないんじゃないですか？ それだけ飲まないと不安になるのでしょう〉と、祖母には笑顔だけ返しておいて母に振る。

「ええ、そう思います。私にも『腸に便がつまってるから、全部出してほしい』って、そのことばっかり」

〈便を出すことで、頭がいっぱいなんだ〉

「でも可愛いところもあるんですよ。急に手伝いをやりはじめて、終わるとやって来て『頭なでて』って言うんです。褒めてほしいみたいなんです」と祖母が急に本人を庇うようなことを言う。

〈へえ。で、褒めてあげるの？〉

「褒めてやります、私は。頭をよしよしってなでてやってね」と祖母。

〈そりゃいいや。お母さんも、よしよししてやるの？〉

「してやりますよ、しないと怒りますから。でもねえ、もう大きい娘でしょう。私、苦手なんです」と母。

〈そうだよねえ、もう子どもじゃないんだから。やってられないよね〉

(6)

　こんな感じで、1時間ほどかけて本人の生活と症状を話題にする。下剤、過食、家族へのさまざまな要求、暴言、暴力。彼女の行動をどう理解して、どう対応していいかわからず混乱している家族と一緒になって、僕も混乱してみる。彼女のことを、わがままだと決めつけたり、舌の根も乾かぬうちに病気だと言ってみたり、全く一貫性がない。

　ただ、一緒に混乱しているうちに、「何でもあり」の雰囲気に持っていきたいとは考えている。僕は価値観を相対化することが、治療上とても大切だと考えているので、硬直した価値観や認知が目に入ると、どうしても揺すぶってみたくなる。一緒に笑い飛ばしたくなる。できることなら、「わがままだったり病気だったりするが、どっちにしてもなんとかなる。どうにもならないこともあるが、それはそれで仕方ない」という雰囲気を共有したいと思っているのだ。

あれこれ話すうちに僕の頭には、今日の落とし所のイメージが湧いてくる。

母親はかなり巻き込まれている。それをほどきたいが、いっぺんには難しそうだ。父親は、今まであまりかかわっていない。かかわりたいとは思っているようだが、先日の一件でちょっと自信を失っている。無理はさせず、それでも少しずつ自信を回復させたい。祖母は、妙に自信ありげだが、微妙にずれている。これは利用できるかもしれない。本人の自己評価はかなり低そうだ。これもなんとか高めてゆきたい。大きな変化は難しそうだが、少なくとも、「みんなが本人の症状・行動の言いなりになっている」状況から、「症状に困っている本人をみんなで助ける」状況へと変えていきたい。本人の行動には、病気の部分とわがままの部分があることにしておいて、それを区別して、対応の仕方を少しずつ変えてゆけないだろうか。

(7)

およそ家族というものは、内部においても対外的にも、動き方のパターンを持っている。これが固定化してくると、しばしば新しい状況との間に齟齬を生じ、弊害を生むことになる。そういう固定化したパターンに介入しようと思ったとき、僕はメンバーの行動を、思いっきり褒めたり、思いっきりけなしたり、上げたり下げたりしはじめる。そして、かなり極端な話もして、できそうにないことまで選択肢として持ち出す。そしてそのたくさんの選択肢の中から、あらためて自分たちのやり方を選んでもらう。こうして選ばれる新しいやり方は、多くの場合、それまでと大差はない。だが、あらためて選び直すことで、しばしば大きな変化が生じる。それまで選択の余地なく、受け身的に「やらされていた」状況から、多少とも能動的に「自分たちで決める」経験は、次からの能動的な変化を可能にしてゆくのである。

さて、都家の初回セッションの終わりに、次回までのやり方として選ばれたのは次の3点だった。
①下剤のことと過食のことは、本人にもどうしようもないことであるから何も言わない。
②本人の身辺のことなどの要求は自分でさせてみる。マッサージは家族が疲れているときには断る。

③褒めるべき点は認め、褒めてあげる。

　こうやって並べてみても、やはりそれまでのやり方と大した違いはない。それでも両親と祖母は、少し元気になって「がんばってみます」と帰っていった。

(8)

　それからのセッションでも、都さんのさまざまな行動に家族がどう対応してゆくかが話題となった。僕はそれぞれの気持ちを確認しながら、彼女の行動に巻き込まれている家族が、少しずつ巻き込まれなくなっていけるように、かなり具体的に行動の修正を進めていった。初めの1年くらい、彼女の抵抗は強かった。そのぶん家族の不安も強く、行動修正も行きつ戻りつだった。5回目のセッションではこんな話題が出た。

　「『お茶を持って来い』と言って、すぐに持って行かないとドアを蹴ったり物を投げたりするんです。もう、わがまま放題です」と祖母が嘆く。

　「私がいない方がいいのかもしれません。そうすれば、困らせたり、暴れたりしなくなるんじゃないかと思ったりします」と母。

　〈一度、やってみればいいのに〉と、さも簡単そうに答えてみる。

　「といっても、行くところもないですし」と母。

　〈仕事をしたらどう？　わがまま娘の世話をしてるより、働いてお金儲けた方がよっぽどいいじゃない〉

　「そうですけど、この歳で働くところもないですし」

　〈そんなことないよ、まだまだ若いって。探してごらんよ。ねぇ、お父さん？〉

　「私はいいと思います。働くところはあるでしょう。あれにとっても、その方がいいかもしれん」

　〈それでお父さんは困らない？〉

　「私は大丈夫です」

　〈本当に？　だったら、今度までにパートでもなんでもいいから、仕事探しておいてよ〉

　3人の中で最も強く巻き込まれていた母が、都さんと距離をとるために提案されたこの方法は、意外と簡単に受け入れられ、実現した。母はまもなく

パートの仕事を見つけて毎日出るようになった。これによって、実際に母と都さんがかかわる時間は減少したし、母が仕事で疲れることもあって、マッサージの要求に応えられなくなることも増えた。こうして、彼女の無理難題に対し、「ときどきは断ること」を母と祖母ができるところから実行していった。

過剰な買い物を値切る。1日待たせる。掃除をしろ・お茶を持ってこい・肩をもめ、といった要求ごとも全部はやらない。当然、都さんはこの変化に反応して、怒ったり、物を投げたりしたけれど、それでも結局は受け入れていった。

摂食障害でも強迫性障害でも、いわゆる「巻き込み型」と呼ばれる人たちの場合、家族の巻き込まれをほどくことが必要になるが、そのやりかたとペースはケースバイケースである。「言葉による説得は無意味、行動がすべて」「厳しさと優しさの使い分けが大事」「本人にできることと、本人にはどうしようもないことの見極めが大事」など共通する基本的な考えかたはあるが、ケースによって具体的なやりかたはかなり違ってくる。都さんの家の場合、正攻法で、厳しく、でもゆっくりとしたペースで進めてゆくことになった。

(9)

1年くらいたった頃、都さんがかなり激しい行動に出たことがあった。買い物から帰宅した母と祖母に、掃除機の柄を振り回して殴りかかってきたという。その直後のセッション。

「いきなりですよ。掃除機振り回して」と母がまだ怒っている。

〈なんで暴れたか知ってる？〉

「分かりません。殴りかかりながら、『薬を出せ』とか言ってましたから、下剤のことかもしれません。こっちも腹が立ったんで、取っ組み合いになって、ちゃんとした話にはなりませんでした」

〈取っ組み合いになったんだ。やるじゃない〉

「だって腹が立ちますよ。こっちだって辛抱ばかりしてはいられません」と母。怒りのおかげで、いつもより強気である。

「もうかないませんわ。どこか入院でもさせてもらえませんか」と祖母。

〈そんなにひどい？〉

「あのときは殺し合いになるかと思いました」
〈それは、その日に急に起こったこと？〉と母に尋ねる。
「前にも、私たちがご飯をすぐに食べなかったと、おかずをぶちまけて暴れたことがありました」
〈そのときは取っ組み合いにはならなかったの？〉
「そういつもはやってられませんよ。その日はお父さんに電話して早く帰ってもらったんです。で、本人に言ってもらいました」
〈何て言ってもらったの？『いい加減にしろ！ 馬鹿者！』とか？〉
「そう言いたかったんですけどね。あまりきつくも言えませんから、『自分で片付けとけよ』って」と父が自分で答える。
〈そしたら？〉
「少ししてから自分で片付けてました。そのあとで神様に『助けて下さい』って手を合わせてました」と母。
〈わりかし素直じゃない〉
「素直なところもありますけど」と母は不満そう。
　祖母が横から「私が意見すると、『くそばばあ、黙っとけ』と罵るんですが、そのくせ私がケガをしたらえらい心配してくれました。可愛いところはあるんですわ」と本人の肩を持つ。
〈ところで、おかずをぶちまけたときは、お父さんの話を聞いてくれたんですね？〉とそちらの変化も気になるので確認しておく。
「ええ、一応聞いてました」と父。
〈いつのまに話ができるようになってたの？　避けられてると思ってたけど？〉
「ええ、今でもだいたいは避けられていますよ。その日はたまたま話ができたけど」
〈たまたまですか。でもけっこうすごい進歩じゃない？〉
「そうですかねえ。言われてみればそうかもしれませんね」

(10)

　振り返ってみるとこの時期は、4年半の中で都さんにとっても家族にとっても、一番苦しかった時期ではないかと思う。いつもイライラしていて、掃

除機事件のような暴力沙汰が、しょっちゅう起きた。これには家族も参ったが、それでも家族は僕の前でネジを巻き直しながら、方針を何度も確認し、彼女の成長を促していった。

このセッションに、母は新聞広告を1枚持参していた。それは都さんから僕に宛てた手紙で、広告の裏に彼女の苦しさがぎっしり書き込まれていた。『めちゃくちゃ苦しいけど、薬を飲むたびに減らすようにしています』『毎日、お菓子をやめようと自分に言いきかしているんですが、やっぱりやけになって食べてしまう。すごく気持ちが追い詰められている状態です』『小さな事に、なんでこれほど自分の精神を使わなければいけないのか、自問自答してばかりです。でも私にとっては重大なことなんです』などなど。

これは僕宛の手紙だったが、どうにもならない自分自身への手紙でもあった。僕が驚いたのは、下剤の乱用が、彼女の意識的な努力で少しずつ改善していることが分かったことだ。1年間で250錠が150錠に減っていた。セッションで、数が減っていることが話題になってはいたが、それが都さん自身の粘り強い努力で続けられていたことを、僕は初めて知った。その1年、家族は新しい状況を作ろうと努力していたが、その間、都さん自身もなんとかしようと努力していたのだ。

この時期の彼女の混乱に家族はよく耐えた。そしてこの時期をピークとして彼女の問題行動は、少しずつ治まっていった。そしてこれ以降も、都さんの家族のセッションは、淡々と、小さな波を繰り返しながら、それでも順調に進んでいった。

(11)

その後の3年間、淡々とした経過の中で、印象に残っていることが2つある。一つは、掃除機事件の半年くらい後、母と都さんの距離をとるために、母自身がどこかに短期入院したらどうかという話題が出たときのことである。僕はいつもの調子でけしかけていたのだが、祖母と父が積極的だったのに、当の母は、気乗り薄だった。それまでにもそういう反応がときどきあって、なぜだろうと考えていた。結局、入院話は実現しなかったのだが、僕は同僚に相談してみた。同僚は「母親は、祖母と張り合ってるんじゃないの？」とあっけなく答えた。なるほど、そう考えると母の反応がよく理解できる。

家族に巻き込まれからの脱出を促すとき、初期にはたいてい強い抵抗がある。固定していたものを動かすのだから当たり前だ。ところが、はじめの山を越えてからも抵抗に逢うことがある。こういう場合は、はじめの指示が状況に合わなくなっているか、途中から加えた指示が適切でなかったか、そうでなければ家族の中に、本人の自立を素直に喜べない心理的もしくは現実的（経済的など）事情があると考えた方がよい。

　都さんの家の場合、母と祖母の間に微妙な対抗意識があった。というより、母の側に祖母に対する劣等感があったというべきかもしれない。そういう目で見ると、呆けているように見える祖母が、実はけっこう力を持っていたことに気がつく。母が娘の巻き込みからそう簡単に逃げられない事情も理解できる。ただ、この同僚の指摘で理解は深まったが、それをすぐ直接的に面接の場面に持ち込んだわけではない。その次からのセッションの中で、母への指示が多少変化するだけである。まずは、「彼女を援助してやることを止める」のでなく、「彼女に自立を促す新しいタイプの援助を提供する」ということをそれまでよりもちょっと強調する。あとは、母があまり不安なく彼女との距離をとってゆけるように、祖母のポジションについても上手に指示をしておく、その程度のことだ。

(12)

　もう一つ印象に残っているのは、都さんの手紙である。彼女は、4年間で5回、僕宛に手紙をくれた。前述した広告の裏の手紙が2回目の手紙である。それからしばらく手紙はなかったが、終わりの1年の間に3回、彼女は母に手紙を託してきた。その3つの手紙は、以前の2回とは違って、ちゃんと便箋に書かれたもので（別に、広告の裏に書いた手紙がちゃんとしていないとは思わないが）、内容も激しく混乱した以前のものとは違っていた。不安は高いけれど、しっかりした内容で、過去のつらい体験、現在の苦しさ、将来への不安などが語られていた。

　興味深かったのは、そこに記された文面が明らかに僕に宛てたものではなく、診察室に来ている両親と祖母宛だったことだ。

　『家族が私に助言してくるのはありがたいけど、やはり一言一言が重圧で、イライラします。親の気持ちも分かる気はします。世間体も気になるでしょ

う。でもお願いです。私を焦らせないでください。まだまだ時間がかかりそうなので、もう少し温かく見守っていただけないでしょうか？』

　都さんは家族に伝えたいが伝えにくい気持ちを、僕に宛てた手紙で言葉にしていた。僕は、彼女がそれを望んでいると信じて、家族の前で手紙をそのまま読み上げた。家族たちは黙って聴いていた。ときどき微笑んだりしながら。

　読み終わってから僕たちは、直接話すことができない彼女の気持ちを確認した。父と母と祖母は、ちょっと嬉しそうで、ちょっと安心したようだった。そんな形で、都さんはセッションに参加してくれていた。そういうふうに面接の場が利用されるのは良いことだと思えた。

(13)

　家族セッションが4年を越えた頃、すでに彼女の改善は明らかなものになっていた。家族への無理難題は減り、家の手伝いをよくしてくれていた（褒めないと怒るらしいが）。下剤は努力の結果、3日で14錠まで減っていた。3ヵ月前から家で作った物も食べられるようになり、2ヵ月前から外出もしだしていた。この外出は祖母が心筋梗塞で入院したことがきっかけで実現していた。

　29回目のセッションで終了が提案されたが、それは家族にとっても治療者にとっても自然な流れだった。2ヵ月後の30回目にやはり都さんは来なかったが、このときも彼女は手紙で参加してくれた。

『病院に行くのは今日が本当に最後だから、行った方がいいと家族に言われていましたが、一方的な都合で行けないことを心から申し訳なく思っています。最初から最後まで本当にごめんなさい。この間には、いろんな出来事がありましたが、中でも今年、おばあちゃんが心臓の大手術をして、前向きに考えられるようになったり、心に少しずつゆとりが持てるようになった気がします。3、4年ぶりに外に出たことは、心臓がものすごくドキドキして恐かったけれど、とてもうれしかった。おばあちゃんに感謝の気持ちでいっぱいです。これから先、困難な道をたどって行かなければなりません。働くにはまだ時間が必要なので、家族には温かく見守ってほしい。近いうちに、それに向かってがんばりたいと思っています。本当に長い間お世話になりまし

た』

　都さん自身が、このセッションの役割の終わりを告げてくれたので、それ以上特に話すこともなかった。僕たちは、この4年半に起こったことを思い出しながら治療を終えた。

(14)
　その3週間後に本人がやって来たのは、僕にとっては意外な出来事だったが、彼女にはそれが必要だったのだろう。自分の足で病院に出向いて、僕に会っておくことが、である。今日僕は、一応また都さんと会う約束をした。でも多分彼女は、そう何回も僕のところには来ないだろう。
　都さんと家族は、今は治療者抜きで十分やっていける。もし都さんが僕を必要とすることがあるとしたら、それはもっと先で、彼らだけではうまくいかない次の何かにぶつかったときだと思う。

2．荻野さんの場合

　その日の午後、荻野さん一家が予約通りにやって来た。荻野さんも摂食障害だ。彼女はかれこれ14年くらい摂食障害をやっている。

(1)
　高校1年のときから、拒食を2年、過食・嘔吐を8年、お祓いを受けて過食・嘔吐が止まってからは噛み吐きを2年以上。結局、仕事も続けられない状態となり、7年間勤めた仕事を退職した。初めて僕の外来にやってきた頃の彼女は、過食・嘔吐に代わって手に入れた噛み吐きという方法のために、結果的にはますます身体的に衰弱してしまって、自分で自分の食生活をどうすることもできなくなっていた。今から1年半前のことである。

(2)
　1年半前の初めての診察のとき、荻野さんと彼女の母親と僕はこんな話をした。
　〈苦しいですよね〉

「そうなんです。今苦しんでいるのは、自分がコントロールできないことなんです。自分が2人いるような感じ。食べて太るのも怖い。吐くのも怖い」

〈今は、飲み込まないようにしてるわけね〉

「食べ過ぎては吐く、を続けていたんだけど。吐くのが苦しくなってきて、今度は噛むだけで吐き出すようになったんです。でもそれだけじゃもちろん弱るから、決まった物だけは少しずつ飲み込むようになりました。野菜とか、海苔とか」

〈カロリーとか計算してるの？〉

「いいえ、もう何がなんだか全然分からなくなってて。食べることしか考えていないんだけど、その食べることが全然分からない。前の日のやり方を真似しているだけで、何も考えられない」

〈自分で分からないのなら、誰かに任せたら？〉

「それはできません。怖いから。太るのが怖いんです。他人に任せると、太らされてしまうでしょう？　それが怖いんです」

母が横から口をはさむ。「私もいろいろと言ってはみるんですけど、ダメですね。全然聞いてくれない。ガリガリで顔色も悪いし、いつ倒れてしまうか分からないような状態なのに、それでもまだ太るのが心配だって言って。見て下さいよ、もう骨と皮しかないでしょう？　なのに思い通りにしないと怒るし、だんだんこっちが疲れてきて、私の方が頭がおかしくなりそうですよ」

(3)

　荻野さんは、拒食も過食・嘔吐も噛み吐きも経験していたし、自分のやってきたそれらの食行動異常を十分理解しているようだった。肥満恐怖や過食衝動といった、自分の内面にある食に関する異常な部分に関しても自覚があり、それをある程度は言葉にして話すことができた。摂食障害の人たちの中でも、拒食症の制限型の人たちによくあるような心身症タイプの人は、そういった恐怖感や衝動を言語化することが難しいことが多い。そのぶん彼らに対しては、精神科医たちは、治療の入り口を見つけるのにときどき苦労することになる。一方で荻野さんみたいにはじめから肥満恐怖や過食衝動やボディイメージの障害といった摂食障害特有の異常さを言語化してくれる場合

は、精神科医はある意味では治療の糸口をつかまえやすいし、早くから治療関係のようなものができやすいところもある。しかし、それがスムーズに症状の改善につながってゆくかというと、ことはなかなかそう簡単にはいかない。「食べたいんですけど、身体が受け付けないんです」と言う人たちはかなり頑固だが、「太るのが怖いんです。自分がおかしいのは分かってるんですけど」と言う人たちも同じくらい頑固なのだ。そして「治してください。でも太らせないでください」などと無茶なことを訴えるのである。

　荻野さんが言う。「もう、自分じゃあどうすればいいのかが分からなくなって、ここに来たんです」

〈はあ。うん〉僕は少し曖昧に応ずる。

「ここに通ったら、私治りますか？」

〈うん、治ると思うよ〉

「先生が治してくれるんですか？」

〈まあ、先生はあんまり治さないからなあ〉

「それじゃあ私はどうすればいいんですか？　もう、分からないです」

〈ここに来て治療するんだったら、まず、欲しい物が全部は手に入らないってことを知っといてね〉

「はい。分かる気はしますけど。でもそれはどういう……」

〈んとね、例えば、食べることの奴隷から抜け出るためには、食べることの楽しみを諦めなくちゃいけない、とかね。そういうこと〉

(4)

　それから荻野さんは僕のところに通院するようになった。2週間に1回、彼女は規則正しく通ってきた。彼女はいつも母親に付き添われてきており、同席面接を常としていた。しかし、はじめの2ヵ月間は母親はときどき口をはさむだけで、大部分は彼女と僕のやりとりを横で聞いているだけであった。荻野さんが、自分の食行動異常を訴える。

「エスカレートするばかりです」

〈と言うと？〉

「朝、食べ物を用意して。それで、ずっと食べ物と一緒にいたいから、台所に居場所を確保して。ずっと食べていたいから、少しずつ少しずつちょぼち

ょぼ食べて。二階に上がってはまた降りてきて、また食べて。少しは飲み込んで、大部分は噛むだけで吐き出して。夕方の5時頃からが本格的な食事なんだけど」
〈夕方は何か違うの？〉
「ううん、結局やってることは一緒。すっごい時間かけて食べる物用意して、また噛んでは吐き出して」
〈あんたほんまに食べることの奴隷やねえ〉
「はあ。先生に言われた『何もかも手には入らない。何かを捨てないと』というのは、全くその通りだと思います。だけど、それが分かってても、私にはどうすることもできない」
〈ほんとに分かってるの？〉
「はい。先生、この病院に入院させてもらったら、私の病気治りますか？」
〈病院に入院して、何をしてもらいたいの？〉
「先生は何をしてくれるんですか？」
〈えーっとね、まずは身体を管理してあげる〉
「管理ですか。でも先生、体重が増えることを拒否する人の場合はどうなるんですか？」
〈そのような方の手伝いは、できんことになってます〉
「先生、入院は諦めます。でも通院はさせて下さい。ここには何かあるかもしれないから」
〈ここには何も落ちてないよ。自分で作っていくんだって言ったじゃない〉

(5)

はじめの2ヵ月間の僕と荻野さんの面接は、噛み合っているようでいて、同じ所をぐるぐる回っているようなものでもあった。僕と彼女はそれなりの治療同盟が結べたような気がしたし、個人精神療法の中で彼女の不安を軽減しながら、食行動を改善してゆくことは可能に思われた。荻野さんの生活の中には、過食行動以外の部分もわずかにあったから、僕はそれを広げていこうと努めたし、彼女もそれに少しは応えてくれたのだが、それでも毎回話は同じ所に戻るのであった。

「何にも変わらない、同じことです。病院に行って、病気を治さなくちゃ、

というのはもちろんあるんですけど。でももう一方で、いいやいいやこのままで、というのがあるんですよね。それが強くて」

3ヵ月目に入った頃、いつも脇で聞くだけであった母が、自分のつらさを語ったことがあった。

「この子が仕事を辞めてから、私もあまり外出をしなくなって。友達と会ったりすることもなくなったし、自分の楽しみもなくなりましたね」と母も苦しそうである。

〈お母さん、今まで通り普通にやったらいいのに〉

「でもこの子がいますから。そういうわけにもいかないじゃないですか」

〈放っておいたらよろしいじゃないですか、こんな娘のことは〉

「そうですか？　だって私がいないと……」

その日の診察以降、母も交えて3人で面接が進むことになった。荻野さんの母は、ある意味では都さんの母よりも激しく巻き込まれていた。なにせ、荻野さんは起きている間はほとんどの時間台所に居座り続けて食べ続けているのである。それに要するエネルギーは並大抵のものではない。母は、そのために必要な場所を用意し、食べ物を用意し、彼女が要求する通りに過食行動の手伝いをさせられていた。したがって、僕と荻野さんが2人で面接を進めるよりも、母が入った方が当然具体的な変化に向けての話が可能になっていった。お陰で、それから3ヵ月くらいの間に、荻野さんの生活に少しずつではあるが変化の兆しが見えはじめてきた。吐くのを我慢して、飲み下すことを始めた。台所にいる時間を減らそうとしはじめた。父の帰宅する時間、台所から出て居間に座って父を迎えた。朝まで台所に陣取っていたのを、早めに寝室に上がることにした、などなど。母も協力し、荻野さん自身も努力していた。ただそのぶん、気分は不安定になり、怒りを爆発させることもあったし、台所のテーブルに包丁を突き立てるようなこともあった。苦しみながらも、3ヵ月の間に状況は少しずつ改善に向かっていた。ところが、彼女の骨折、整形外科への入院という突然の出来事によって一時通院が中断することになった。

(6)

3ヵ月後、骨折の癒えた彼女は外来にやってきた。骨折は回復していたが、

状況は元通りであった。いや、その前の5ヵ月の間に多少改善が見られていたぶん、悪化していたと言える。入院の縛りの中で、彼女の食行動がどう変化したかを訊ねる僕に、彼女は「全然同じでした」と答えた。整形外科入院中も、彼女の要求に応じて母が整形主治医に交渉し、個室を用意してもらって、その部屋の中で噛み吐きのやり放題であったという。僕は彼女のパワーに感心したが、いつまでも感心ばかりはしていられないので、戦術を練り直すことにした。以前のやり方でもある程度の改善は見込めるし、あらためて母と彼女にネジを巻き直してもう一度、とも考えた。ただ、この日はいつもと違うメンバーが登場していた。荻野さんの2歳上の姉である。姉は結婚して別に暮らしているが、家も比較的近く行き来も多いらしい。僕は、この初登場の姉に、意見を求めてみた。すると彼女は、「一緒に暮らしていない私が言うのもなんですが……」と遠慮しながら、それでもはっきりと、家族のとりわけ母の対応が甘過ぎるのではないかという意見を述べた。それが妹の異常な食生活を助長しているのではないかと。

　これに対して母は、「私だって疲れますよ、もうくたくたですよ。そりゃ私が甘いのかもしれませんよ。でもね、仕方ないからやってるんですよ」と反発していた。僕は一応、姉の意見を一般論としてはよくあることとして認めた。しかし、このあと僕はしばらく母の弁護に回った。母が心ならずも娘の食行動異常に巻き込まれ、やりたくもない過食と噛み吐きの手伝いをやらされていることを強調し、娘のことを想い、本当は娘が健康になるように助けたいのに、結果として娘の健康を損なうことの片棒を担がされている状況を何度も繰り返した。母は決して悪くない、ただ結果は願いとは反対の方向に出てしまっている。これは何かが狂っているのだ、と。

　〈なんで一生懸命にやってんのにそうなると思う？〉と母に訊く。
　「そりゃやっぱり、言う通りにしないとこの子が……」
　〈うん、やっぱりこの子が悪いな〉と決めつけてみる。
　「でも妹自身にもどうにもならないところはあると思うんです」と姉が妹を弁護。
　〈それはなんでだと思う？〉
　「やっぱり、そこが妹の病気なんじゃないかと思いますけど」
　〈うん、そうね、僕もそう思う。要するに、お宅の次女さんは、取り憑かれ

てるんですよ〉
　「取り憑かれてるって、何にですか？」と母。
　〈そりゃまあ、悪魔というか物の怪というか、そういうもんです〉
　「でもこの子はちゃんとお祓いしてもらったんですよ」と母食い下がる。
　〈1回お祓いしてもらったくらいじゃ、取れやしません。お宅の娘さんに取り憑いてるやつはものすごく強力ですから。それはお母さん自身が一番実感してるでしょ〉
　「それは確かに、すごいです。そう思います。」
　〈この物の怪ってのと、お姉さんが言った病気ってのは実は同じ意味ですからね。残念ながら多分お祓いじゃ治らないんじゃないかな。ものすごい霊験あらたかなお祓いがしてもらえりゃわかんないけど〉
　「じゃあどうするんです？　入院でもしないと治らないんですか？」と母混乱してくる。
　〈んーとね、僕も偉そうに言ってるけど、本当は特効薬持ってないんだ。ごめんなさい〉
　「じゃあ入院してもダメなんですか？」と姉。
　〈いや、そうじゃないよ。入院には入院の意味もあるし使い方もある。ただね、特効薬はないけど、入院しなくてもやりかたはあるんだ。ちょっと大変だけどね〉
　それから僕はちょっともったいぶって大きめのメモ用紙を取り出し、下手な絵を描いた。下手だがとても分かりやすい「病気（物の怪）」と「本人」と「家族」の絵である。紙の真ん中に本人。本人の上方の大きな赤い丸が病気（物の怪）。これが本人に取り憑いている。で、本人の下方に家族たち。病気に取り憑かれた本人に上から押さえ付けられている。最初は本人と病気が一体になっている。
　〈分かりやすいでしょ？〉と僕。
　「ええ、じゃあこの下の方にいるのが私らですか」と母。意外と分かりがいい。
　「どうすればいいんです？」と姉が訊ねる。
　〈簡単だよ、こうやって逆転しておいて、同時に本人をこっちに取り返す〉と紙をひっくり返してみせて、それから病気と本人の間に赤で太い線を引

く。

「でもそれはどうやって？」と姉。

〈うん、実はそれがとても大変なんだ。でもみんなでがんばったらなんとかなるからね。少し具体的な話をしようか〉

その日はそれから具体的な戦略を練ることになった。とはいえ、彼女の食行動異常を修正するために「病気」と対決していくには、その日に来ていないメンバー、つまり父、祖母、祖父の参加が不可欠である。そのためこの日は、次回までに「どこからどのように病気と対決を始めるか」を全員で話し合っておくということに決まった。この日の診察で、荻野さん自身も家族全員で彼女の「病気」と対決していく、というアイデアに乗り気になっていた。このように本人と病気を分離する説明の仕方は、多くの場合本人の免責を可能にするので、彼女のように自責感の強い人の場合、やはり救いになるのだろう。しかし、僕は、自宅に戻って家族で話し合いをする場合、本人も出席するべきだが、発言権はなし、と指示しておいた。家族でチームを組んで病気と対決していく場合、本人の参加は不可欠である。しかし、はじめのうちは、本人には発言権を認めない方がよい。理由を訊ねる荻野さんに僕はこう答えた〈取り憑かれて、頭がおかしくなっているからだよ〉。

(7)

2週間後荻野さんと父、母、姉が来院した。荻野家では前回受診の翌日、早速家族会議を開いていた。祖父母、両親、本人に姉の全員出席である。その場でかなり具体的なやりかたが話し合われて、その日から実行に移されていた。姉がかなり上手に、前日の診察の内容を父と祖父母に説明してくれたらしく、比較的スムーズに理解と協力が得られたようだった。このときの家族会議で決められた決め事は、①皆と同じ食事をする、②食事時間は1時間以内とする、③隠れ食いをしない、④本人の依頼による買いだめをしない、⑤専用冷蔵庫を作らない、⑥食事中は覆いをしない、の計6項目であった。結果としては、守れたものもあるし、できなかったものもあった。最も争点となったのは食事時間であった。朝食、昼食は1時間が守れていたが、夕食に関しては、初日から午後10時終了が午前3時終了に変更されていた。

〈なるほど、いきなり5時間の延長かあ〉

「やっぱりね、あまり急に厳しくしてしまうと、こっちも不安になるというか。本人が言いますからね」と母。
〈本人が何言うの？〉
「そりゃあ、こんなの守れない、とか。前よりもっとひどくなりそうだ、とかね。朝・昼は15分延ばしてほしいって言いますし、夕食はそういうことで午前3時になったんです」
〈本人の発言権なしのはずなんだけど、もう取り引きが始まってない？〉
「すみません、分かってるつもりなんですけど、どうしても本人がねえ。私だって苦しいの、とか泣くように言われると、ねえ」
〈ところでお父さんいかがでした？〉初めて来院してくれた父に感想を聞いてみる。
「まあ、悪い方には行ってないと思いますよ。ああいう話し合いをしてから、少しは良いところも出てきているように見えます」と言葉少なに語る父。
〈良くなっている所もあるんですね？　どの辺です？〉
「まあ時間にしても、前のことを思えばね。ずーっと台所におったらしいですから。それが1時間で切れた日もあったわけですからな。それだけでも良くなったということでしょう」
「買い物なんかもね、母と一緒に行くらしいんですけど、前ほど買わなくなってるんだよね」と、これも姉の報告。
「ええ、会計の前に私がチェックすることにしているんですけど、食費が以前とは変わってきた気がします」と母も同意する。「冷蔵庫もね、この子の専用になっている冷蔵庫があるんですけどね、意識が変わったのかな、前ほどは貯め込まないようにしているみたいですね」
「でもやっぱり私から見ると、まだ両親は甘いかな、と」と姉は厳しい意見。
〈まあそりゃね、いきなりこの大改革ですから。そう簡単にはいきませんよ。うまくいったのもあるし、いかなかったのもある。手応えとしては、やればできるじゃない、というのと、やっぱりこいつは手強いな、というのと両方じゃないですか？　けっこういい線いってます。なんだったら、ここからは目標をもう少し限定して、実行可能なものに絞ってもいいですよ。ただね、本人には発言権なし。これはもう一度再確認しておいてくださいね〉

「ねえ先生、発言してもいい？」と荻野さん、遠慮しながら。「私もそれでいいと思うけど、でもね、ときどき家族が信頼できなくなることがあるんです。そういうとき、私も任せられなくなって、自分の主張をしてるんだと思う。それは仕方ないことじゃないですか？」
〈仕方ないことだけど、実はそれも病気なんだよ。荻野さんが自分でコントロールを取り戻すまでの間は、あなたの仕事は『自分を家族に委ねること』なんだ。物の怪に委ねるんじゃなくってね〉
「私に、コントロールって取り戻せるの？」
〈もちろん！　でも今はまだ考えなくていいんだ。物事にはステージってものがあってね、今自分たちがどこに立っているかを知っておくことがとーっても大事〉

(8)
　この再開2回目のセッションで大切だったのは父の登場である。これで重要なメンバーは出揃ったことになる。この日僕はどう父と仲良くなって、父にどの程度の役割をとってもらえるものか、僕にしては慎重に値踏みしていた。初めて会う荻野さんの父は、無口で物静かなタイプの人だった。それに加えて、診察室のやりとりの中から明らかになったのは、父が、家族メンバーの中で比較的尊重されていることであった。仕事が忙しいこともあり、荻野さんに父が直接かかわることが少ないのは、都さんのところと一緒で、その点では典型的な日本の父親ではあった。しかしそれにもかかわらず、父の言動は家族の中で軽んじられることなく、しかも敬遠されてもいないようだった。ただしそのぶん、父も自分はいつもは黙って、家庭のさまざまなことは母に任せて自分はあまり口をはさまないというポジションをとろうとしているようだった。
　母のポジションは相変わらずだった。骨折中断前の約3ヵ月間の母娘同席面接で明らかになっていたように、母は荻野さんの食行動異常に激しく巻き込まれていた。前に述べたが、それは入院中の病院内でさえ、噛み吐きを満喫できる環境をたやすく作ってしまうほどであった。もっともその程度のことはよくあることで、自己破滅的な過食嘔吐を止めるために精神科の保護室に娘を入院させながら、その娘のところに過食のための食べ物を、娘の要求

するままに（医師と看護師に隠れて）持ってきていた母親たちを僕は何人も知っている。要は習慣の問題なのだ。荻野さんの食行動異常と、母の巻き込まれは表裏一体の関係になっていて、荻野さんの食事内容も、食事時間も、買い物も、専用冷蔵庫もいずれもが母の行動と直接関連していた。骨折中断の間に、すっかり元通りに荻野さんの言いなりになっていた母は、先日の家族会議以来、会議の決め事に従って再び変化への努力を始めていた。具体的には、食事の時間と、買い物場面で、この2週間の間にはっきりした改善が認められていた。ただし、2週間の最初の数日に比べて、早くも緩みはじめてはいたのだが。

それから、姉に関して。このチームの中で、姉はあくまでも実行部隊ではなくて冷静な参謀として機能していたし、僕もそれを期待していた。したがって結局残る選択は、母は相変わらず最前線でがんばるとして、父はそれをどの程度物理的にサポートするのがよいのかという点であった。これまでの習慣からして、僕がはっきりした指示を出すことがなければ、おそらく父は比較的間接的な役割をとるだろう。僕は少し迷ったが、結局こちらからは特に指示を出さず、家族の決定に委ねることにした。要するに無難な線を選んだわけだ。両親の選んだ役割分担は予想通りで、これ以降約8ヵ月間、荻野さんに対する直接の対応の大部分は引き続き母が担うことになった。

(9)

それからの8ヵ月間は、母娘面接の3ヵ月間に比べて、より振れ幅の大きな8ヵ月であった。つまり、良いときはかなり良い、悪いときはほとんど元通りである。良い時期は、比較的食事の時間も約束通りに守られ、趣味のクラフトを作って母に贈るなどもあって、面接もなごやかになる。ただし、好調そうな時期にも注意は必要である。たしかに、家族の努力に彼女が苦労しながら応えていることもあるのだが、好調そうに見えて、実は彼女の取り引きに母がいつのまにか応じてしまっていることもあるのだ。10時に夕食を切り上げる約束が、いつのまにか骨抜きにされて、12時過ぎになっていたりする。

逆にもめ事が多くても、実はちゃんと良い変化を示している時期もある。「この間、キレました」と荻野さん。

〈何に腹が立ったの？〉

「私じゃありません、母の方がキレたんです」

〈へえ、そりゃ聞きたいね。きっかけは？〉

「決まった時間を過ぎてもこの子がなかなか食べるのを止めようとしなかったんで、私も待ちきれずに、食べてる途中で無理やり取り上げたんです」

〈大変結構。よくできました。満点です〉

「そしたらね、この子が怒りだして怒鳴るし、物を投げるし、大暴れですよ」

「何言ってるのよ、その後キレて大暴れしたのはお母さんじゃない」

〈OK、OK、大変結構ですよ〉僕はニコニコ。

「その後でね、お父さんに言われたんです。先生が言ってたのはこれなんだろう、これがあって良くなるっていうことなんだろう、って」と母。

〈お父さん、すばらしいです。僕は嬉しいです〉

「いやいや、まあ、女房も苦労してますから」

〈それでねお父さん、お願いがあるんだけど。彼女の食事を取り上げないといけないタイミングに、お母さんが寝てしまってることがあるよね〉

「ああ、ときどきあります。こいつも疲れてますからねえ」

〈そういうときね、お父さんが起こしてあげてくれる？〉

「ええ、そりゃいいですよ」

　この8ヵ月の間に、僕は基本的には無難な選択を維持しながら、それでもこんな感じで、父の参加の方法が広がるようにと、ときどき些細な刺激は続けていた。彼女は相変わらず三歩進んで二歩下がるような状態で、僕は、このペースで進むのかなと思いながらも少し迷っていた。

　そんな頃、たまたま父が欠席した前回のセッションで、夕食時の彼女の抵抗が強まったことが報告された。母が決まった時間に食事を片付けても、また食べ物を持ち出していつまでも食べる。明け方まで噛み吐きを続ける。この繰り返しに挫けた母が夕食時の荻野さんの食事の片付けを放棄。結果として、1年半前の状態、つまり朝までだらだら続く噛み吐きを周囲も認めるというパターンに戻ってしまっていた。ここまで後退したのは初めてでもあり、僕は母に対して、「やり方を変えるのか、続けるのか、次回までにじっくり話し合ってきて下さい」と少し厳しく選択を求めた。そして今日の診察である。

(10)
〈どうなりました？〉
　まず母から話し始める「やっぱり夜がだめですね。朝、昼はなんとかなるんですけど。最近は、夜眠れないとも言いまして。だから夕方に寝るって言い出して、結局午後11時頃からお風呂に入るんですよ。そうなるともう、そのままずっと食べていて、朝までとかね」
〈お父さん、どうしますか？　話し合ってこられたと思うんですが〉
「ええ、もう入院しないといけないのかなとも思うんですよ。でも、もう少し、もうひとつ家でがんばってみようかと思ったんです。私がやりますわ。夜の11時に。力ずくでも。やってみて、それでもだめだったら入院をお願いできますか？　今までは女房に任せて私は口で言うだけだったけど、今日からは私がやります」
〈そうですか。実は、僕も同じことを考えていたんです。お父さん、よろしく〉
　それから、荻野さん自身の気持ちも聞いておく。
〈どうなの？〉
「両親のしてくれてることは、分かってるつもりです。でも、私は太るのが恐い。やせて、やせたままで元気に暮らしたい。太るくらいなら死んだ方がいいんです」
〈うん、それはよく知ってるよ。いいですね、お父さん。相手は、『こいつ』ですからね。手強いですよ。がんばってみてください〉

(11)
　僕の方から指示したわけではないが、ついに父は自分が動くと言い始めた。今はまず、これに託してみようと思う。ここまで荻野さんの治療は、同じ方向を向きながら、少しずつ形を変えてきた。参加人数が一人ずつ増えてきただけのことだが、それは彼女の病気が持つ過食衝動とか肥満恐怖だとかの強力さに対抗するために必要に迫られて変化してきたものだ。この方向で進めていくことで、現状が突破できるのかどうか僕にも分かっていない。でももうしばらくの間、このチームの力を信じてやってみたいと思う。
　荻野さん自身も、そろそろ参加してくれてもいい頃だ。悪いチームじゃないんだから。

3. 祥ちゃんの場合

　都さんに初めて会い、荻野さんの父の決意表明を聞いた次の日、祥ちゃんが会いに来た。彼女に会うのは久しぶりのことで、この前会ったのが去年の夏だから、もう1年と3ヵ月前のことになる。祥ちゃんは遠くの町で大学生をしながら、小さな劇団で芝居に打ち込んでいる。10日ほど前に僕の仕事場に電話があり、「先生、なんかこの間からおかしいんだ。急に意識が遠くなって、倒れてしまうの。それが2回もあってね。仲間のみんなも心配してるんだ」と言ってきた。
「自分では、ちょっと気持ちが入りすぎてたのかなって思うんだけど」
〈悪い癖が出たんじゃない？〉
「うん、多分」
〈大丈夫なの？〉
「うん、大丈夫だと思う。でも来週あたりに学校休めそうだし、劇団の練習もオフになるからちょっとそっちに帰ろうと思うんだ。話したいんだけど、行ってもいい？」
〈いいよ。おいで〉というやりとりがあって10日後、彼女は僕の外来の終わる頃にやってきた。

(1)

　彼女と初めて会ったのはもう5年前になる。そのころ彼女はまだ中学3年生で、2ヵ月後には高校受験を控えた受験生であった。初めて会ったとき、彼女は痩せこけて鶏ガラのような体つきの少女で、身長154cmに体重は30kgくらいだった。そのころある心療内科クリニックで思春期の人たちを診ていた僕のところに、近くの内科医院から紹介されて彼女はやってきた。
　内科医院からの紹介状を見ながらあれこれと質問をする僕に対して、彼女は何かに怒っているようで、ぶっきらぼうな返事しかしてくれなかった。
〈今、中学3年生？〉
「はい」
〈食欲ないの？〉

「別に」
〈体の調子は悪くないの？〉
「別に」
〈学校は行ってる？〉
「行ってる」と、なんともとりつくしまがない。

　それでも質問を続けていると、最近の状況を少しずつ教えてくれるようになった。彼女によると、中学2年まではすごく大食いだったらしい。それが、中学3年の秋頃からあまり食べられなくなって、給食を全部食べるとお腹が痛くなるようになった。最近は痛みは減ったが、やはり全部食べるとムカムカする。担任の先生は「無理して食べなくてもいい」と言ってくれるが、「給食は全部食べないといけない」と思っているので、できるだけ食べるようにしている。夕食は、母が一人分を用意してくれるので、それだけは食べるようにしている。体重は、50kgくらいあったのが40kgくらいになった（内科医の紹介状と10kg違うが）。しかし、彼女はそのことで特に困ってはいないと言い、特に体調は悪くないし、学校も楽しいと言うのであった。

〈じゃあ、これという問題はないんだ〉
「うん」
〈ほかには、今、何か困ってることはないの？〉
「右手の指が痛い」
〈右手どうしたの？〉
「壁を殴ってケガをした」
〈なんでまた壁なんか殴ったの？〉
「分かんない。壁には穴があいた」

　なるほど彼女の右手には、壁を殴ったせいでできたと思われる擦り傷がある。僕はその傷を見ながら訊いてみる。

〈分かんない？　なんか理由はあるんじゃないかと思うんだけどな〉
「よく分かんないけど、イライラしてた」
〈最近イライラすること多いの？　その傷作ったときのこと思い出してみてよ〉
「あのときは……、確かリンゴジャム作ったんだ」
〈リンゴジャム？〉

「リンゴジャム作ったら、お父さんがそれ食べて『パサパサだ』って。それで私が『私が作ったからなー』って言ったら、お母さんが『またひがんだようなことを』って言うから」

〈それで壁を殴ったの？〉

「うん、そう。前に壁を蹴って穴をあけたこともある。なんかイライラしてたんだ。弟たちにイライラして当たることがあるから、あいつら怖がってる」

〈最近ほかにもイライラすることあるの？〉

「お母さんに何か言われてイライラすることがよくある。なんか自分でもよく分かんないけど」

さて、このくらい本人と話したところで、待合室で待っていた母に入ってもらい、同席面接に切り替えた。母に入ってもらってからはほぼ母が一人で話すことになった。僕が合いの手、祥ちゃんはずっと黙って下を向いていた。どうやら母は最近の祥ちゃんの不調について、自分たちにも責任があると考えているようだった。

「この子は、小さい頃から今までずっと『いい子』だったんです。家でも学校でもとてもいい子で、何を頼んでも完璧にこなしてくれて。だから私もそれに頼ってしまっていたし、多分学校でもそうだったと思います」そして母は、彼女が『いい子』を演じてきたことと、周囲がそれを良しとしてきたことを、自らを責めるように語った。

「多分今のこの子には、甘えさせてやることが必要なんだと思います。ただ私自身が、15歳の娘を上手に甘えさせることができないんです。今でもつい頼ってしまうところがあるんです。でも、最近夫と話して、このままじゃいけないからなんとかしようって話になったんです。それで、まずは弟たちを置いといて、この子と3人で買い物に行ってみたりしているところなんです」

母がひとしきり話し終えたところで、再び母に退室してもらって、祥ちゃんと二人で話すことにした。祥ちゃんは下を向いたまま涙ぐみ始める。かなり時間がたって、やっと話すことができた。

「弟たちに悪いと思うんです……。きつく当たってしまう……」

〈弟たちをいじめちゃいけないの？〉

「……はい……」

〈いい姉になんないといけないの？〉

「……はい……。3人で買い物に行ったりすると、弟たちに悪いことをしているような気になる……」

〈でも気持ちいいよね〉

「……はい……」

〈買い物、行きゃいいんだよ〉

「……はい」

〈欲しいもん、手に入れようや〉

「うん……、はい」

　母の考えていることが、どのくらい彼女のつらさを説明できているのか、僕にははっきり分からなかった。でもそのときの祥ちゃんの様子を見てると、母の解釈が半分くらいは正しいような気もした。僕には、母が自分の考えていることを祥ちゃんの前で話しただけで、必要なことはあらかた終わったように思われたので、次の予約は取らないでおくことにした。でも念のために「もしよかったら、あと何回か話しに来てくれてもいいからね」と伝えて診察を終えた。

(2)

　3週間後に二人はやって来た。祥ちゃんの方が、行ってみたいと希望したらしい。それからの約2年間、祥ちゃんは僕の診察室に通うことになった。はじめのうちはけっこう頻繁に、1週間か2週間に1度は顔を見せて、あれこれと話していった。母と一緒に来院することも多く、母が診察に同席することや、稀に母だけがやってくることもあったが、基本的には祥ちゃんと1対1の個人面接だった。都さんや荻野さんと違って、祥ちゃんの場合、「家族」は祥ちゃんとの面接の中で主題として扱われることはあっても、家族が治療の主役となることはなかった。僕がその2年間の間に、家族（主に母）に対して直接の働きかけをしたのは、はじめの3ヵ月だけだった。現実的に祥ちゃんと家族に大きな変化（彼女が家を出たり）があったのはその後のことなのだが、その頃には家族は、僕に指示を求めることもなく、ちゃんと自分たちで方向を決めて動いていた。そうなるまでの3ヵ月の間、僕は祥ちゃ

んの変化を支えながら、母の混乱にもたびたび対応することになった。

(3)
　2回目の診察のとき、母だけが診察室に入ってきて、先に面接を求めた。
「あれからあの子、また内科で診てもらったんです。そしたら胸のレントゲンで縦隔腫瘍というのが見つかって、そのまま入院になったんです」
〈あら、そりゃ大変じゃないの〉
「いえ、それは別に放っといても大丈夫らしいんですけど」
〈そりゃ良かった〉
「食事もね、よく食べてるんですよ。量を決めてもらえるのがいいらしくて」
〈そりゃますます良かった〉
「それでね、付き添いはしていないんですけど、毎日面会に行くじゃないですか」
〈うん〉
「そしたらね、もうやたらと私によく話してくれるんですよ。病院であったことや、学校のことや、昔のことや、あれやこれやを」
〈いいことばかりじゃないの〉
「全然良くないんです。あまりあれこれ話してこられるもんですから、かえって私の方が重く感じてしまって。このままじゃ私の方が潰れてしまうんじゃないかって不安になるんです」
〈大丈夫だよ、黙って聞いてりゃいいんだから〉
「今まであの子が私に自分の不安なこととか、つらいこととか、ほとんど言ったことはなかったんです。だから、そういうことを言われると何て答えてやったらいいのか分からなくなるんですよ」
〈聞いてやってればそれでいいって。あとは『大丈夫』って言っとけばいいの〉
「そんなもんですか？」
〈そんなもんよ〉
　都さんや荻野さんの場合と違って、祥ちゃんと母に対して、僕はあまり具体的な指示や宿題を出すことはなかった。変化の方向性や、そのペースに関

しては概ね彼ら自身に任せていて、それでよかった。彼らは、必要な変化をちゃんとこなしていった。ただ、しばしば彼らは混乱し、新しい体験に戸惑い、立ち往生した。僕の役割は、そういった混乱を整理し、彼らが落ち着いて新しい状況を迎えることができるように援助することであった。不安でいっぱいになっている母を前にして、僕はとにかく「大丈夫」を連発し、起こっているさまざまなことをすべてポジティブに解釈した。それは、なんとか母に落ち着きを取り戻してもらうための方便でもあったが、本音のところで、僕が祥ちゃんはこの混乱を上手に乗り越えてくれると信じていたからでもあった。

　その1週間後の診察。また母が一人で先に入ってきた。
「退院したんです。それで、本人が行きたいって言うから、3日ほど私の実家に行かせて泊まったんですけどね」
〈うん、いいんじゃない？〉
「それが、食事の前になると毎回不安になるらしくて、私に電話をかけてくるんです」
〈うん、そりゃ不安だろうからね〉
「でも毎回、食べていいのか、とか、おばあちゃんがどう思うだろうか、とか、同じ事ばかり聞くんですよ。私もだんだんイライラしてくるし。どうすればいいんですか、私は」
〈『大丈夫』って言ってやってよ〉
と、ここでもまた「大丈夫」である。

(4)

　その2週間後は、二人で一緒に入ってきて話した。少し照れて笑いながら、並んで座って。
「私立の入試受かったよ」
〈おめでとう。とりあえず一安心。ところで食事は？〉
「うん、食べてるよ。人の前ではまだちょっと無理だけど」
〈量は決めてもらってるの？〉
「ええ、私が量を決めてやって。そしたら、だいたいは食べてますね、まだ量は少ないんですけどね」

〈いいじゃない〉
「でも、おとといい声が出なくなったんだ」
〈え？どしたの？〉
「あの日はね、お昼ご飯の時間になってもこの子が帰ってこなかったんですよ。帰ってきたのが3時頃だったかな。それで平気な顔をしてるんですよ。こっちはさんざん心配してたから、イライラが爆発しちゃって『心配してたのに、どこに行ってたの！』って怒ってしまって」
〈へえ、そりゃ大変〉
「そしたらまたプイッと出て行って、3時間くらいして帰ってきたんだけど、声が出ないんですよ」
〈怒られて、恐かったの？〉
「うーん、よく覚えてない。怒られて出てったのもよく覚えてないもん」
〈それで、どうなったの？〉
「ええ、その日はそのまま寝ました。でも次の日も朝から声が出なかったんで、心配だったから、私が仕事を休んで様子を見てたんです。それで、二人でゴロゴロしてたら、昼頃からやっと声が出るようになって」
〈そうかあ、ま、よかった〉
「その日の夕食のときは、この子が『食べるのが恐い』と言うもんですから、仕方なしに、この子の部屋で一緒にごはんを食べたんです」
〈ふーん、そりゃいい。ま、ときどきは独占させてあげてよ〉
　また二人、照れたように笑った。
　突然出来した失声というヒステリー症状は、さほど重大なこととして取り上げられなかった。僕の方も、あえてそれを重大視しなかった。二人は不器用にではあるが、今まであまり経験してこなかった「甘え、甘えられる関係」を、あらためて体験し始めていた。僕はそれを、ときに茶化しながら、一緒に楽しむことにしていた。

(5)

　次の次の診察で、母は横に座っている祥ちゃんの「気遣い」を話題にした。母によると、彼女は周囲に対する気遣いのために、いまだに家族と一緒に食事ができないという。

〈そんなに気を使ってるの？〉
「そんなことないよぉ」
「だってね、この間この子入院したじゃないですか。入院が決まったとき何て言ったと思います？『お母さんたち、ごはん大丈夫？』ですよ」
〈どういうこと？〉
「そんなこと言ったっけ？」
「言いました。確かにね、晩ごはんの支度とか、この子がかなりやってくれていたんですよ。実際、申し訳なかったとは思うんですけど、私も仕事がありましたし」

　祥ちゃんの家は自営の工務店で、母はそこの事務と経理を一手に引き受けていたので、家事の一部が祥ちゃんの仕事となるのはやむをえないことであったらしい。

「でもさすがにそのときは、呆れましたし。申し訳なかったなって、本当に思いました」
〈いいじゃない、これから取り返せば、ね〉

　母が面接場面で、過去を反省したり、自責的となったりすることはしばしばあった。そのたびに僕はまずそれに同意し（「なるほど、そりゃそのせいかもしれん」など）、次に軽く否定して（「でも、関係ないかもしれんしなあ」など）、それから未来形に持っていく（「どっちにしても、これからですよ、これから」など）ことにしていた。これは比較的安全なやりかたなのである。

(6)

　その1週間後に二人が来たときには、親子げんかが話題になった。祥ちゃんが最近怒りっぽくて、特に父に対してイラついているという話しだった。
　次の週、二人は僕のクリニックで待ち合わせていたが、祥ちゃんが時間に遅れたので、母と僕だけが先に話すことになった。
〈まだ怒りっぽい？〉
「あの子が主人を見てイライラするっていうでしょう。あれはね、やっぱり裏から私の気持ちになってイライラしてるんじゃないかと思うんです。あの子が主人に対して何かを思ってるってことはないはずですから。仕方ないと

思うんですけどね、主人は主人で、そういう傷を持ってる人だから」
〈何のこと？〉
「主人は主人の父の仕事を継いだんですけどね、子どもの頃から親に対しては何も言えない人だったんですよ。もちろんそんなことは結婚して同居するようになってから知ったんですけど。あれだけちゃんと自分の考えを持った人が、両親の前では何も言えないんです」
〈で、お母さん怒ってんの？〉
「いえ、私はもういいんです。諦めてますもの」
〈ふーん、なら僕もいいや。諦めましょ〉

　ときどき、夫婦間や世代間の問題が母から語られることがあった。でも結局、そのことが面接の主題として扱われることはなかった。僕たちの前にはいつも、いくつかのテーマが登場する。その中で、どういったタイミングでどのテーマを取り上げるかは、それによって何が得られるかにかかっている。祥ちゃんの場合は、母が抱えている夫婦間や上の世代との葛藤や、母自身の両親との関係は、僕から見ても非常に重要なテーマではあったが、その頃は、まだ扱うタイミングではなかった。当時はまず、母の混乱を収めることが第一だったのである。

(7)

　その次の週、二人はちょっとだけ嬉しそうにやって来た。第一志望の公立に受かったらしい
「受かったよ」
〈お見事。発表のときは、ドキドキした？〉
「一応ね」
「受かった後で、何て言ったか分かります？」
〈分かんないよ。教えて〉
「この子ね、『今まで私は、認めてほしいと思ってやってきた。勉強も、何も』とか言うんです。『それでがんばってきたんだ』って」
〈そんなこと、言ったの？〉
「言ったっけ？」
「言いました」

〈まあ、この際言わしときましょうよ〉

　この日の面接で、祥ちゃんは一見強気であったが、母が退室すると、また元の気を使う少女に戻っていた。高校入試の発表の後、両親が合格祝いにタンスを買ってくれた。これがまた、とても使い勝手が悪いタンスだったらしい。でも、どんなに使い勝手が悪くても、今まで彼女は両親が買ってくれた物に文句をつけるようなことをしたことはなかった。ところが、今回は祥ちゃん生意気にも「このタンス使いにくいー」と思いっきり不満を述べ立てたらしい。

「後で思ったんだ、あんなこと言うんじゃなかったって」

〈いいんじゃない？言っちゃっても〉

(8)

　この後祥ちゃんは、第一志望の公立高校に入学し、高校生活を始めることになる。同じ頃から、診察室に母が入ることは少なくなり、僕が直接家族にかかわることはなくなっていった。しかし、前にも書いたように、その後祥ちゃんと両親にはさまざまな出来事が起こった。高校に入学した祥ちゃんは、元気に学校に通っていたのだが、間もなく過食期に入り、内科入院や、アパートでの一人暮らしを経験することになる。同じ頃両親も、同居していた祖父母との軋轢が高じて、わざわざ作った二世代住宅にしきりを作って、世代分離生活を始めることになる。祥ちゃんは結局高校１年生の終わり頃から学校へは行かなくなり、一応２年生にはなったのだが、一学期の途中で正式に退学した。彼女はその夏に大検を受験し、大学受験の資格を得ておいてから、突然思い立って母親を説得し、カナダのある街に半年間のホームステイに出た。そして日本に帰ってきてから、ダンスの魅力に取り憑かれてダンススクールに通いながら、受験勉強もなんとかこなして１年半前に大学生になった。

　彼女が僕のところに通ってきていた２年間は、彼女にとってはかなり苦しい時期であったろう。とりわけ、高校１年生の頃は、過食に入った時期でもあり、ひと山越えた後のまた大きな険しい山に、七転八倒している感があった。それは家族にとっても同様で、先の見えない暗闇を手探りで歩いているような時間だったと思う。でも、その苦しい時期、家族は僕の指示を求める

こともなく、自分たちでなんとか進んでいった。16歳の祥ちゃんが家を出て
アパート暮らしを始めたときも、17歳の祥ちゃんが日本を離れることになっ
たときも、僕はいつも蚊帳の外で、いつも後から話を聞かされて、驚く役割
だった。

(9)
　1年3ヵ月ぶりに会った彼女は、意識消失発作の相談をしにきたとは思え
ないくらい元気だった。彼女は、今経験している大学生活のつまらなさと、
ダンス生活の素晴らしさを、たっぷり1年3ヵ月分僕に話してくれた。
〈あまり入れ込み過ぎない方がいいとは思うけど〉
「うん、分かってるつもり」
〈でもまあ、入れ込んでもいいか〉
「いいの？」
〈うん、いいじゃない。楽しんでおいで〉

(10)
　5年前祥ちゃんは、それまでの自分じゃやっていけないどん詰まりにはま
りこんで僕のところにやってきた。そのときは、彼女だけじゃなくて、彼女
のお母さんも、お父さんも同じようにどん詰まりにはまってたのだと思う。
僕は家族療法の好きな精神科医なのだが、実は個人精神療法の方がもっと好
きなので、祥ちゃんが通っていた2年間も、彼女の両親には積極的に何かを
しようと思っていたわけではない。ただ、必要に迫られたときに、彼らの混
乱を整理する手伝いをしただけだ。「大丈夫ですよ」という言葉を伝えてい
ただけだ。嬉しいのは、彼らが、たったそれだけで本当に大丈夫だったこと
である。

4．Working with Families

　摂食障害の人の家族に僕が伝えることはあまり多くない。僕は小細工も好
きな精神科医なので、相手と状況次第でいろいろな手管も使うが、そうやっ
て手を尽くして、それでも伝えたいことはだいたい決まっている。僕が都さ

んたちに言い続けていたのは「大丈夫、うまくいってるよ」、荻野さんたちに言い続けたのは「大丈夫、あなたたちなら必ずできますよ」、祥ちゃんたちに言い続けたのは「大丈夫、あなたたちはこれでいいんだよ」、たったそれだけのことだった。

　たったそれだけで摂食障害の人たちが良くなっていくわけがないので、彼女たちがこんなふうに良くなってきたのは（荻野さんのところは今ひとつのヤマを迎えているが、それでもここまでちゃんと良くなってきている）、元々彼女たちに良くなってゆく力があったからなのだろう。僕は、ただその力を信じて待っていただけのことである。人間、信じて待っていると良いことがあるものだ。とはいえ、ただ待つだけでは芸がない。彼女たちの中に自己治癒力がしっかり埋め込まれているように、彼女たちの家族の中にも、回復を導く力がしっかりとある。できるだけ上手にその力を使いたい。家族たちと一緒に仕事をするのは、なかなか楽しいものである。

あとがき

　私の所属する岡山大学医学部精神科の臨床グループは、毎週木曜日の午後に、思春期外来という特別外来の枠を作って、思春期の人たちの精神科的問題に関わっています。そして、同じ木曜日の夜に思春期カンファレンスという場を設けて、症例検討を中心に、さまざまな意見を交換しあっています。この本を分担執筆した7人のメンバーは、いつもそのカンファレンスに集まってくれる人たちです。

　この思春期外来と思春期カンファレンスが始まったのは、今から20年前のことです。私たちの先輩である青木省三先生（現 川崎医科大学精神科教授）が、当時の仲間達と一緒に立ち上げ、育んできた場です。この思春期外来・カンファレンスを始めて10年たった頃、青木先生とその当時の中心メンバーは共著の形で、『青年期精神科の実際』という本を著しました。その本のまえがきの中で青木先生は、自分たちの思春期外来・カンファレンスについて「それは，青年期心性をしつこくひきずっている私たちの相互『治療』的な場でもあったように思います。その場を通して，私たちはしだいに自分たちのできることの限界を，悲観的にならずに率直に認めることができるようになったように思います。また病める青年の将来にいつも何らかの希望を描こうとするようにもなりました。」と語っています。その本が出版されてから10年がたちますが、この青木先生の言葉は今でも私たちにとっていきいきと響いています。

　その『青年期精神科の実際』から10年たって、本書を上梓することになりました。前書の執筆メンバー7人のうち今回も参加したのは一人だけと、参加メンバーは大きく変わりました。そして10年前に出た『青年期精神科の実際』と今回の『思春期外来面接のすすめかた』を比べてみると、そこには形式にも内容にも大きな違いがあるように思います。前書が思春期・青年期精神科の全般に詳しく触れ、精神科医たちがどのようにそれに関わっていったらよいかを丁寧に述べていたのに比べ、本書は主に診察室のなかで私たちが思春期・青年期の人たちとの面接をどのようにすすめているかをかなり具体的なやりとりまで（見方によっては細かなテクニックに走りすぎている

ほどに）述べています。これは、本書の目的を、本書を読んで下さった若い精神科医の皆さんが実際の臨床場面で利用できることにおいた結果だと思います。私たちは本書を作るに当たって、教科書や哲学書よりは、クッキングブックを作りたいと考えたのかも知れません。

　そういったわけで、本書には面接場面のやりとりの描写が多く、どのように診察を進めてゆくかを伝えることに重点を置くことになりました。ただ私たちは、診察室のなかで起こることばかりに気を取られているわけではないのです。そのことをこのあとがきで強調しておきたいと思います。私たちのところにやってくる青年たちには診察室以外の生活があります。私たちは診察室のやりとりを通して、その向こう側にある彼らの本当の生活に思いを巡らせ、それがより好ましい方向に向かうことを願っています。大切なことは治療ではなく生活です。私たちは、本書が若い精神科医の皆さんに良質なクッキングブックとして利用されることを期待しています。

　私たちにこの本を作ることを勧めて下さいました岡山大学大学院医歯学総合研究科精神神経病態学、黒田重利教授に心より感謝いたします。また、予定枚数の大幅な超過と締め切りの大幅な遅れを寛大にも許して下さった新興医学出版社の服部秀夫氏に深くお礼を申し上げます。

太田順一郎

索引

〔A〕

アレキシシミア …………………92
アレキシソミア（失体感症）……93
安定した自己 ………………………7

〔C〕

治療関係の質と強度 ……………96
中立性……………………………23

〔D〕

ダブルバインド刺激 ……………91
第三者としての気楽さ …………62
動作法……………………………99

〔F〕

フラッディング …………………98
外的刺激の量と質 ………………90

〔G〕

学級王国 …………………………75

〔H〕

学年別連邦 ………………………77
現実心身症 ………………………91

〔H〕

ハプニング ………………………52
母親も加えた関係作り …………31
話しかける相手を変える場合 …20
方向性を一致させる ……………33

〔J〕

自閉的な自己 ………………………7
自己治癒力 ……………………144
自律訓練 …………………………99
状況を見立てる作業 ……………63

〔K〕

こころの理論 ………………………6
カウンセリング幻想 ……………11
コンサルタント役 ………………13
価値観を相対化 ………………112
隠されている主訴 ………………97
関係の作りかた …………………17

観察課題 …………………41
身体と外界の「含みあい」 ………6
機能的身体化 …………………93
起立性調節障害 ………………39
器質的身体化 …………………92
古典的条件付け ………………93
諺……………………………64
教育の敗北 ……………………76
教育の保証 ……………………14
教科別合衆国 …………………78
休学制度 ………………………79

〔M〕

モチベーションを上げる ………34
モデリング ……………………98
巻き込み型 ……………………115
未来志向 ………………………61
問題解決能力 …………………48

〔N〕

名前の呼び方 …………………18
二者関係の護りの不全 …………5

〔O〕

オペランド条件付け …………93
オペラント学習 ………………99
親の治療者の反発 ……………23

〔P〕

ペナルティー …………………44
ペースを守る …………………34

〔S〕

再定義……………………………38
三者関係の未体験ないし不全 ……5
性格心身症 ……………………92
生理的反応 ……………………93
精神交互作用 …………………98
神経症組織 ……………………91
心気症……………………………93
進級制度 ………………………79
心身交互作用 …………………93
心身症タイプ …………………121
身体感覚を意識化する作業 ……100
損得勘定 ………………………64
相談者の性差 …………………9
症状の器官選択性 ……………94
守秘義務 ………………………84
主観的情報と客観的情報の乖離 92

〔T〕

転換症状 ………………………93
登校刺激 ………………………46
Thの「待つ」能力 ……………98

©2004　　　　　　　　　　　　　　　第1版発行　2004年2月16日

思春期外来
面接のすすめかた　　　　　　（定価はカバーに表示してあります）

|検印省略|

編　著　　大　西　　　　勝
　　　　　太　田　順　一　郎

発行者　　　　服　部　秀　夫
発行所　　　　株式会社　新興医学出版社
〒113-0033　東京都文京区本郷6丁目26番8号
電話　03（3816）2853　　FAX　03（3816）2895

印刷　株式会社 藤美社　　ISBN4-88002-468-1　　　郵便振替　00120-8-191625

・本書の複製権・翻訳権・譲渡権・公衆送信権（送信可能化権を含む）は株式会社新興医学出版社が所有します。
・[JCLS]〈(株)日本著作出版権管理システム委託出版物〉
本書の無断複写は著作権法上での例外を除き禁じられています。複写される場合は，その都度事前に(株)日本著作出版権管理システム（電話03-3817-5670, FAX 03-3815-8199）の許諾を得てください。